AF460522

CONTRIBUTION A L'ÉTUDE

DE LA

MYOCARDITE INTERSTITIELLE

ET

DE L'ABCÈS DU CŒUR

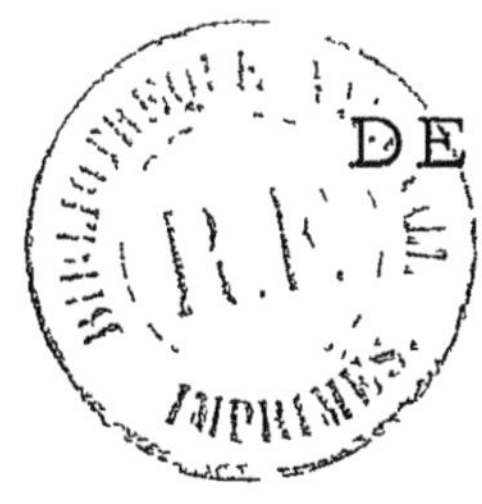

PAR

CHARLES STEVENEL

Docteur en médecine de la Faculté de Paris.

PARIS

A. PARENT, IMPRIMEUR DE LA FACULTÉ DE MÉDECINE

A. DAVY, successeur

31, RUE MONSIEUR-LE-PRINCE, 31

1882

A LA MÉMOIRE DE MON PÈRE

A MA MÈRE

A MA FAMILLE

A MES MAITRES

A MES AMIS

A MON PRÉSIDENT DE THÈSE

M. LE PROFESSEUR G. SÉE

Professeur à la Faculté de médecine,
Membre de l'Académie de médecine,
Médecin des hôpitaux,
Commandeur de la Légion d'honneur.

A M. LE DOCTEUR RAYMOND

Professeur agrégé de la Faculté de médecine.

A M. LE DOCTEUR MOUTARD-MARTIN

Membre de l'Académie de médecine,
Médecin des hôpitaux,
Officier de la Légion d'honneur.

A MON EXCELLENT AMI

LE DOCTEUR Paul CLÉMENT

CONTRIBUTION A L'ÉTUDE

DE LA

MYOCARDITE INTERSTITIELLE

ET DE

L'ABCÈS DU CŒUR

INTRODUCTION.

Pendant longtemps on a confondu indistinctement, sous le nom de *carditis*, l'inflammation des différentes couches de tissu qui constituent les parois du cœur. Voici ce qu'écrivait à une époque encore rapprochée de la nôtre un homme dont le nom est étroitement lié à l'histoire de la pathologie cardiaque telle qu'elle est sortie de la confusion des temps passés. «Le carditis, dit Corvisart, est mis dans quelques ouvrages au rang des phlegmasies des muscles; je l'ai placé dans cette classe (affections qui intéressent à la fois divers tissus du cœur), parce que je pense, contre le sentiment de plusieurs auteurs, que cette affection n'appartient point exclusivement et isolément à l'un des tissus de cet organe, mais qu'elle intéresse d'une manière aussi marquée et le tissu musculaire et le séreux et le cellulaire, je n'en excepte pas même le vasculaire, qui entrent dans la texture du cœur. » Et quelques lignes plus loin, Corvisart cite comme des exemples du *carditis occulte* trois observations de malades à l'autopsie desquels la lésion principale était constituée par un épanchement purulent dans la cavité du péricarde.» (CORVISART. Essai sur les maladies et les lésions organiques du cœur. — Ibidem. Obs. 37 et 38, p. 97. Obs. 39 p. 98.)

De même Laennec a rattaché à l'inflammation du muscle cardiaque des lésions ulcéreuses de la face interne du cœur qui dépendaient évidemment d'une endocardite.

En 1837, Sobernheim (1) se servit pour la première fois du terme de myocardite pour désigner l'inflammation du tissu musculaire du cœur; mais il se borna à donner une description précise des symptômes propres à cette lésion, en s'inspirant des faits publiés jusqu'alors. Schroetter (2), à qui nous empruntons ce détail, cite Hamernjck (3) comme ayant le premier décrit l'état histologique d'une myocardite intéressant les muscles papillaires; à ce premier fait vint bientôt s'en ajouter un second du même ordre publié par un médecin italien, Dubini (4).

Il ne sera pas sans intérêt de rapporter ici la description histologique que Hamernjk a donnée de l'état du myocarde chez son malade. L'observation est intitulée : Cardite en

(1) Sobernheim. Praktische Diagnostik der inneren krankheiten. Berlin, 1837.

(2) Schrœtter. Krankheiten des Herzfleisches, in Ziemssen's. Handbuch der speciellen Pathologie, t. VI, p. 210.

(3) Hamernjk. Carditis als eine bis jetzt nicht gekannte Ursache von Insufficiens des Kammerblappe. Œsterr. med. Jahrbuch, 1843. Juli und August.

(4) Dubini. Gazetta di Milano, 1844,

tant que cause méconnue jusqu'ici d'insuffisance des valvules ventriculaires.

Voici comment l'auteur à décrit l'état du myocarde.

« La cavité du ventricule gauche est passablement dilatée ; ses parois sont augmentées d'épaisseur. L'endocarde présente des opacités par places. Les trabécules sont atrophiées, et, surtout au niveau de la cloison, transformées en un tissu tendineux à fibres entrecroisées en réseau ; les deux muscles papillaires sont notablement atrophiés, aplatis et transformés en un tissu cellulo-fibreux par suite d'un dépôt, dans l'épaisseur de leur tissu, de lymphe non organisée. ... La paroi du cœur gauche présentait par place un aspect marbré. et en ces points le tissu musculaire avait plus ou moins disparu ; ses fibriles, suivant une direction moins sinueuse, étaient parsemées d'innombrables petits noyaux arrondis. »

Un peu plus tard, sous l'influence des idées et des doctrines de Virchow, qui ont révolutionné la pathologie générale, on appliqua à l'étude de la myocardite la division systématique de l'inflammation en *parenchymateuse* et *interstitielle*, l'inflammation parenchymateuse intéressant les éléments propres du tissu considéré (fibres musculaires dans le cas de la myocardite) et l'inflammation interstitielle la trame conjonctivo-vasculaire qui enveloppe ces éléments propres.

Tout d'abord Virchow engloba dans la forme parenchymateuse de la myocardite toutes les altérations de texture des fibres cardiaques qu'on rencontre dans les circonstances pathologiques les plus variées et qu'on a coutume de désigner sous le nom de dégénérescences (dégénérescence graisseuse, cireuse). Pour Virchow et pour Rokitanski, il s'agissait bien là de lésions inflammatoires. Depuis d'autres auteurs ont repoussé cette manière de voir. Le plus grand nombre des anatomo-pathologistes admettent aujourd'hui que la dégénérescence graisseuse des éléments anatomiques est un simple épisode du procès inflammatoire, épisode qui peut manquer dans les cas d'inflammation de même que cette dégénérescence peut frapper les éléments d'un tissu sous des influences multiples, en dehors de tout travail inflammatoire. Voici comment se prononcent sur la manière d'interprêter la dégénérescence graisseuse du myocarde deux histologistes de grande compétence, MM. Cornil et Ranvier :

« L'inflammation du myocarde n'est pas caractérisée pour nous par la transformation graisseuse des fibres musculaires du cœur ; cette dégénérescence, en effet, peut exister dans une série d'affections du cœur ou de maladies générales qui n'ont rien de commun avec l'inflammation. D'un autre côté, la dégénérescence graisseuse des fibres musculaires n'est pas observée dans des faits de myocardite bien caractérisée par une végétation du tissu conjonctif du myocarde.

« Les fibres musculaires ne deviennent graisseuses dans la myocardite que lorsqu'elles sont comprimées par les exsudats et les globules de pus, par exemple dans les abcès du cœur. La transformation graisseuse ne diffère pas alors de ce que l'on observe dans les hémorrhagies du cœur. Ceci nous conduit à nier d'une manière complète la myocardite parenchymateuse de Virchow, qui serait uniquement caractérisée par une transformation graisseuse des muscles du cœur. »

Zencker (1), qui s'est acquis beaucoup de renom par ses

(1) Zencker. Ueber die Veraenderungen der Willkürlichen Muskeln im Typhus abdominalis. Leipsick, 1864.

recherches sur les altérations des muscles striés dans la fièvre typhoïde, a adopté cette même interprétation pour la dégénérescence cireuse des fibres musculaires, dégénérescence qui intéresse les fibres du myocarde et qu'on a retrouvée dans d'autres maladies infectieuses, la variole entre autres. Mais plus récemment Waldeyer en Allemagne, M. Hayem et MM. Desnos et Huchard en France ont soutenu, en se basant sur des recherches histologiques d'une valeur indiscutable, que les pyrexies infectieuses s'accompagnent d'altérations des fibres musculaires striées, lesquelles altérations offrent les caractères avérés d'une myosite. Pour les auteurs en question, il ne s'agit plus là d'une simple dégénérescence régressive, mais bien d'un processus qui débute par une exagération nutritive, par la prolifération des éléments constitutifs de la fibre musculaire, et qui aboutit à la désorganisation de ces éléments anatomiques.

Malgré l'autorité qui s'attache aux auteurs de ces recherches, l'histoire de la myocardite parenchymateuse est encore enveloppée d'une grande obscurité. Nous n'avons pas qualité pour intervenir dans la question pendante. Nous nous sentons absolument incompétent pour discuter jusqu'à quel point des lésions considérées par les uns comme étant d'ordre régressif ou dystrophique, méritent de figurer parmi les altérations d'origine inflammatoire. Notre intention est de consacrer ce modeste travail à mettre en relief, d'après quelques observations typiques, les diverses modalites histologiques ainsi que l'étiologie et la pathogénie de l'autre forme de la myocardite, de la forme interstitielle, en accordant une attention particulière à l'abcès du cœur, qui est un des modes de terminaison de la myocardite interstitielle aiguë.

I.

CONSIDÉRATIONS GÉNÉRALES SUR L'INFLAMMATION DU TISSU CONJONCTIF.

L'inflammation qui envahit le tissu conjonctif, support et à la fois trame vasculaire des autres organes, est caractérisée tout à ses débuts par une infiltration de noyaux arrondis dans les travées de ce tissu. On a assigné à ces noyaux une double origine : pour les uns, ce sont des globules blancs ou leucocytes immigrés par voie de diapédèse; pour les autres, ils résultent de la prolifération des noyaux qui préexistent à l'état normal, disséminés entre les fibrilles du tissu conjonctif. Bon nombre d'histologistes se sont ralliés à la théorie éclectique qui fait intervenir cette double origine dans l'explication de la prolifération nucléaire.

A une période plus avancée du travail inflammatoire, les cellules plates qui composent les fibrilles du tissu conjonctif se gonflent, leurs noyaux se segmentent et les cellules elles-mêmes se multiplient par voie de prolifération. Avec cette hyperactivité nutritive coïncide une vascularisation plus intense des travées conjonctives en voie d'inflammation. Le résultat de ce surcroît de nutrition est l'organisation d'un tissu conjonctif jeune, à la formation duquel participent les noyaux proliférés. Ce tissu conjonctif jeune présente les caractères suivants :

Les faisceaux du tissu conjonctif ont perdu leur disposition fibrillaire ; ils sont constitués par des cellules conjonctives résultant du gonflement et de la prolifération des cellules embryonnaires, qui, dans le tissu conjonctif, sont aplaties entre les fibrilles. Ces cellules anatomosées par l'intermédiaire de leur prolongement enserrent dans leurs mailles des noyaux inflammatoires et de la lymphe exsudé. L'ensemble de la néoformation est traversé par des capillaires gorgés de globules.

Parvenue à ce point de son évolution, l'inflammation du tissu conjonctif peut suivre trois voies distinctes :

1° La prolifération de ce tissu peut conserver le dessus, parce que la gangue conjonctive de nouvelle formation est alimentée par des éléments vasculaires en rapport avec son développement exagéré ; on a affaire alors à la *sclérose condensante*, avec augmentation de volume de l'organe qui est le siège de cette variété d'inflammation interstitielle ;

2° Ou bien ces vaisseaux n'atteignent pas un développement suffisant, qu'ils soient ou non étouffés par les progrès de la néoformation. En ce cas, le tissu conjonctif jeune se rétracte, comprime, en se rétractant, les éléments propres et en détermine l'atrophie : c'est la *sclérose raréfiante.*

3° Enfin, sous l'influence de causes spéciales (l'intervention des microbes suivant quelques-uns), les produits de la prolifération et de l'infiltration nucléaires qui marquent le stade initial du processus inflammatoire, subissent une fonte régressive ; celle-ci aboutit à la transformation de ces éléments en globules de pus. L'inflammation a pris le caractère suppuratif. Cette suppuration, dans le cas d'inflammation du tissu musculaire, sera interstitielle et diffuse si le pus se borne à envahir les espaces compris entre les faisceaux et les fibrilles musculaires; mais le pus peut se collecter en foyers circonscrits de dimensions variables. Les abcès qui prennent naissance dans ces conditions, pour peu qu'ils atteignent un volume un peu considérable, engloberont une certaine quantité de tissu musculaire préalablement ramolli et dissocié.

Nous examinerons plus loin ce qu'il peut advenir de tels abcès dont les exemples authentiques sont rares dans la littérature médicale.

Dans les pages qui vont suivre, nous avons réuni une série d'observations qui réalisent les différentes modalités de l'évolution du processus histologique dans la myocardite interstitielle, en y joignant une observation relevée dans le service de M. Raymond, que notre jeune maître a bien voulu mettre à notre disposition,

L'observation de M. Raymond est remarquable par la coexistence de deux ordres de lésions, une endartérite végétante généralisée et une myocardite avec abcès du cœur. Cette coexistence de la myocardite et des altérations de la tunique interne des vaisseaux, nous l'avons retrouvée dans la plupart des autres observations que nous avons utilisées pour ce travail. Cela nous a amené à reprendre dans leurs principaux traits l'étiologie et la pathogénie des différentes formes de la myocardite interstitielle. M. Raymond a bien voulu nous prêter l'appui de ses conseils éclairés dans cette partie délicate de notre tâche. Qu'il reçoive ici même l'expression publique de notre profonde gratitude.

II.

DES DIFFÉRENTES VARIÉTÉS HISTOLOGIQUES DE LA MYOCARDITE INTERSTITIELLE.

1° *Altérations du début. — Prolifération nucléaire.*

Nous venons de voir qu'à ses débuts, l'inflammation du tissu conjonctif interstitiel, dans un muscle comme le myocarde, se réduit à une infiltration de noyaux dont les uns émigrent des vaisseaux tandis que les autres proviennent de la prolifération des éléments nucléaires préexistants. Dans une observation récente de myocardite communiquée à la Société clinique de Paris, par M. Chantemesse, interne des hôpitaux, et relative à un homme de 34 ans qui succomba aux symptômes de la paralysie cardiaque dans le décours d'une fièvre typhoïde, nous trouvons mentionnées des altérations du myocarde. Ces altérations consistaient simplement en une prolifération nucléaire avec légère atrophie par places des fibres musculaires. Il est vrai de dire que la prolifération intéressait simultanément les noyaux contenus dans l'épaisseur des fibres musculaires et ceux qui occupaient les interstices compris entre ces fibres. Voici les détails de l'examen histologique pratiqué sur le myocarde du sujet en question. A l'œil nu, le cœur présentait ses dimensions habituelles et n'offrait d'insolite qu'une coloration grisâtre, feuille morte :

Observation I.

Examen histologique (Chantemesse).

Sur la plupart des pièces examinées, on reconnaissait une légère atrophie des fibres musculaires; sur d'autres, la striation normale avait disparu, remplacée par un état finement granuleux; les noyaux des fibres granuleuses étaient augmentés de volume; en certains points, ils avaient manifestement proliféré et l'on pouvait en compter deux ou trois dans la fibre. Les lésions d'irritation n'étaient pas limitées au parenchyme musculaire, *car dans le tissu conjonctif péri-vasculaire il existait une quantité notable de jeunes cellules, abondantes surtout à la limite des fibres musculaires et autour des vaisseaux.*

Enfin, ces derniers eux-mêmes étaient atteints, mais non d'une manière diffuse et généralisée à tout le muscle; en certains points, il existait sur les fines artérioles une oblitération complète ou presque complète. La lumière du vaisseau était obstruée soit par des coagulations sanguines, soit le plus souvent par un gonflement de la tunique interne qui prenait une apparence festonnée, faisant saillie dans la lumière du vaisseau au point de diminuer sa cavité.

2M yocardite scléreuse hypertrophique.

Dans un mémoire publié dans les *Archives générales de médecine*, MM. Debove et Letulle ont cherché à démontrer que l'hypertrophie cardiaque, complication habituelle de la néphrite interstitielle chronique, réside essentiellement dans une hyperplasie du tissu conjonctif du myocarde. A cette assertion servaient de base les résultats fournis par l'examen histologique de sept cœurs ayant appartenu à des brightiques atteints de la forme interstitielle de la néphrite chronique. MM. Debove et Letulle ont eu soin de faire remarquer que l'hypertrophie, dans les cas qu'ils ont examinés, ne portait pas simultanément sur les fibres musculaires et sur les travées du tissu conjonctif, mais exclusivement sur ces dernières. En certains points, il existait dans l'épaisseur du myocarde des plaques scléreuses où les fibres musculaires étaient même étouffées par le tissu conjonctif.

Seulement, les deux observateurs en question ne disent mot sur les rapports de cette sclérose avec l'inflammation (1).

Tout récemment, M. Rigal a été plus explicite. Il a rapporté deux cas de myocardite scléreuse hypertrophique primitive à propos desquels cet observateur distingué écrivait ceci ; « Nos recherches nous portent à admettre que, dans un certain nombre d'états diathésiques et d'intoxications chroniques, il peut se développer une phlegmasie chronique du myocarde avec prédominance des lésions scléreuses, qui constitue la maladie capitale et souvent la première manifestation de la diathèse ou de l'intoxication (2). »

La première de ces deux observations est relative à un alcoolique, et, comme le fait remarquer explicitement M. Rigal, « du commencement à la fin, la maladie cardiaque est restée seule sur la scène pathologique, seule elle a attiré l'attention du médecin, à elle seule il faut attribuer la mort. »

A l'autopsie de ce malade, le cœur fut trouvé hypertrophié (615 grammes) ; sa face interne était parsemée de taches laiteuses ayant l'étendue d'une pièce de cinquante centimes. A part cela, il n'y avait pas d'altérations de l'en-

(1) Debove et Letulle. Archives générales de médecine, f. I, mars, 1881.

(2) RIGAL. De la myocardite scléreuse hypertrophique. Arch. gén. de méd., t. II, p. 129, 1881.

docarde. La paroi du ventricule gauche mesurait 4 centim. d'épaisseur ; son tissu était très ferme, criant sous la coupe au niveau des plaques laiteuses, plus pâle qu'à l'état normal.

Voici, maintenant, l'examen histologique du cœur :

Observation II.

Examen histologique (Rigal).

Coupe du pilier gauche du ventricule gauche. Sur une coupe perpendiculaire de ce pilier on note, à un faible grossissement, une altération très étendue et qui semble diffuse. Cependant, en parcourant tout le champ de la préparation, un fait se dégage : c'est la présence d'îlots de formes irrégulières. En empruntant au professeur Charcot la nomenclature anatomo pathologique qu'il a mise en usage avec un si grand succès dans l'étude des maladies du foie, on peut dire que c'est une cirrhose « insulaire ».

Le centre de l'îlot est formé par une petite artère, entourée de tissu conjonctif, lequel semble rayonner d'une façon diffuse vers la périphérie, dissociant ainsi le groupe des faisceaux musculaires. De loin en loin apparaissent, comme perdus au milieu du tissu conjonctif, de rares faisceaux musculaires, les uns en apparence intacts, ceux qui sont le plus éloignés du vaisseau.

A mesure qu'on se rapproche de ce dernier, il est facile de suivre les degrés, les étapes, parcourues par l'affection. C'est d'abord une atrophie minime, puis considérable, ne laissant plus voir qu'un faisceau, quelquefois la moitié d'un seul faisceau et aboutissant comme phase ultime à la destruction absolue ; l'élément musculaire a disparu, et, à sa place, se trouve le tissu de nouvelle formation, tissu conjonctif embryonnaire, puis adulte. Nous appelons toute l'attention du lecteur sur cette aggravation, car la physiologie pathologique de l'affection, peut être soupçonnée à défaut de démonstration expérimentale péremptoire. C'est donc un processus atrophique qui a conséquemment droit de cité dans la classe des scléroses, mais dont la résultante ultime est, en somme, une hypertrophie.

Ce fait, pour si singulier qu'il soit, n'a-t-il pas son analogue ?

Evidemment, la réponse est certaine, et, poussant notre analogie entre la cirrhose cardiaque et la cirrhose hépathique, nous en arriverions volontiers à dénommer notre affection *cirrhose cardiaque hypertrophique* Cette dénomination nous semble doublement favorable, puisqu'elle caractérise le fait anatomique dominant : la cirrhose ; et le fait clinique : l'hypertrophie.

Et maintenant, étudions plus en détail l'altération histologique.

En procédant de la périphérie au centre, pour aller des endroits sains aux parties malades, nous notons d'abord une déformation du faisceau musculaire qui, peu à peu, est dissocié, puis atrophié partiellement. A mesure que le muscle disparaît, il est remplacé par du tissu conjonctif qui se montre sous la forme embryonnaire, qui subira plus tard la transformation adulte, et deviendra par conséquent fibrillaire. Quant aux artères, elles sont le siège d'altérations multiples. La tunique externe a doublé de volume (périartérite), et l'endartère est le siège de petites végétations situées entre la partie interne du vaisseau et la lame élastique interne, de telle sorte que la lumière du vaisseau n'existe plus. Sur la paroi interventriculaire, les lésions sont plus avancées. Les faisceaux musculaires ont disparu sur une grande partie de la coupe, et ils sont remplacés par un tissu fibreux nettement fibrillaire.

Sur une coupe qui comprenait l'endocarde ventriculaire, on notait l'hyperplasie de cette séreuse; cet épaississement de l'endocarde semblait résulter de la prolifération de la couche sous-jacente à celles des cellules plates, car celles-ci avaient disparu en partie.

En multipliant nos coupes, nous avons pu nous convaincre que cette sclérose ne se localise pas seulement au cœur gauche, mais s'étend en effet au ventricule droit. Sur des coupes des piliers de ce ventricule et sur ces parois, nous avons en effet observé de la façon la plus évidente une sclérose à la vérité plus limitée, mais distribuée d'une façon identique à celle que nous décrivions plus haut.

Nous dirons donc, avec plus d'insistance que MM. Debove et Letulle, que prédominant dans le cœur gauche, y débutant suivant toutes probabilités, la cirrhose cardiaque s'observe également dans le cœur droit.

En somme, on le voit, notre description venue après celle de MM. Debove et Letulle, quoique entreprise concurremment, confirme de tous points leurs recherches, mais en diffère sur ce *point essentiel* que la néphrite interstiticielle seule, n'est point la cause des scléroses du myocarde.

Même état des lésions dans un autre cas de myocardite scléreuse hypertrophique, où l'évolution morbide fut accélérée par des hémorrhagies dans l'épaisseur du myocarde.

M. Rigal a cru devoir insister sur l'absence de néphrite interstitielle chez ses deux malades pour établir que la myocardite scléreuse n'est pas forcément une conséquence de cette forme de néphrite. Chez le premiér de ses deux malades, on trouve au développement de la myocardite une explication toute naturelle dans ce fait qu'il était alcoolique. Chez le second, on ne trouvait d'autre influence étiologique à invoquer que l'abus du tabaç à fumer. Mais, particularité à laquelle nous attachons une grande importance, parce que nous la retrouvons dans la plupart des faits réunis dans ce travail, chez le second malade de M. Rigal, à côté de la myocardite on trouva à l'autopsie une *aortite chronique* avec dilatation cylindrique de l'aorte ascendante et de la crosse de l'aorte. Or, tout le monde n'est pas de l'avis de M. Rigal, qui déclare que ces deux lésions, myocardite et aortite chronique, n'ont entre elles aucune connexité.

En somme, M. Rigal conclut des faits qu'il a observés que parmi les affections chroniques du myocarde, il en est une qui lui paraît suffisamment caractérisée par ses lésions et ses symptômes pour constituer une entité morbide et qu'il propose de nommer *myocardite scléreuse hypertrophique.*

3° *Sclérose raréfiante avec atrophie de la substance musculaire.*

Le professeur Leyden (1), de Berlin, vient de publier tout

(1) Leyden. Ueber die Herzaffectionen bei der Diphtherie. Zeitschrift fur klin. medicin, t. IV, fasc. 3, p. 334, 1882.

récemment trois exemples de myocardite interstitielle aiguë survenue dans le cours de la diphthérie. Dans les trois cas, la lésion était caractérisée par de la sclérose raréfiante à ses débuts, qui avait déterminé par places l'atrophie del a substance contractile. Voici sous une forme abrégée la relation d'un des trois cas, avec la traduction fidèle des lignes consacrées à la description histologique du myocarde:

Observation III.

(Leyden).

Un homme de 32 ans, d'une bonne santé antérieure, fut atteint, au mois de mai 1880, d'une angine diphtéritique grave, qui tendit néanmoins vers la guérison. Pendant sa convalescence, le malade, qui était sous le coup d'une faiblesse générale, présenta dans la quatrième semaine les signes de la paralysie diphtéritique du voile du palais : la parole était nasillarde, la déglutition considérablement gênée. Il survint de la toux avec oppression assez vive; puis la fièvre se ralluma (39°,2). L'appétit était mauvais et l'état général devient alarmant. On notait aussi des troubles de l'accomodation avec diminution de l'acuité visuelle. Le pouls était accéléré (116-120), assez petit, son rhythme troublé par des intermittences. La percussion pas plus que l'auscultation ne dévoilaient rien d'anormal au cœur. Aux bases et en arrière du thorax, on percevait les signes d'une broncho-pneumonie.

Dans les jours qui suivirent, les signes du côté des poumons s'amendèrent; toutefois, la faiblesse générale et la paralysie du voile du palais persistaient.

Mais au bout de quelques jours, le malade fut pris de vomissements incoercibles provoqués sans doute par un écart de régime; il tomba de nouveau en proie à une dyspnée extrême. Cette crise l'emporta en quarante-huit heures.

Autopsie. — Le cœur était augmenté de volume; toutes ses cavités étaient dilatées, mais ne renfermaient pas de caillots. *Il n'y avait pas non plus de traces d'endocardite.* Le myocarde était d'une couleur brune, ramolli, parsemé çà et là de petits foyers hémorrhagiques.

Les muscles du voile du palais apparaissaient atrophiés à l'œil nu.

Cette atrophie était rendue très manifeste par l'examen histologique, qui laissait voir les travées conjonctives interstitielles épaissies, infiltrées de noyaux. Ces altérations atteignaient leur plus grand intensité dans les couches superficielles des muscles intéressés.

Examen histologique. — Le cœur à l'état frais est flasque, le myocarde décoloré, très friable. Sous le microscope, les dissociations traitées préablement par l'acide acétique ne laissent voir que des traces de dégénérescence graisseuse n'inéressant que de rares fibres musculaires sous forme de foyers disséminés.

Sur des pièces durcies, on découvre par contre des particularités du plus vif intérêt, à savoir : une prolifération abondante des noyaux situés entre les fibres musculaires et autour des vaisseaux, prolifération diffuse mais n'atteignant pas partout la même intensité. En outre, on y apercevait, disséminés dans le myocarde, des foyers d'atrophie, au niveau desquels le myolemme avait disparu et se trouvait remplacé par un tissu conjonctif plus ou moins riche en noyaux et en voie de rétraction (sclérose raréfiante). Ces foyers à contour irrégulier se continuaient directement avec la substance musculaire restée intacte, entre les faisceaux de laquelle s'insinuaient de minces travées de tissu conjonctif riche en noyaux. Dans l'un de ces foyers, reproduit par le dessin, on aperçoit encore deux amas ovalaires, pâles, formés de grosses granulations et qu'on serait tenté de prendre pour des agrégats de Zooglea. Des foyers semblables, qui doivent sans aucun doute être considérés comme les résidus d'un processus inflammatoire, sont répandus en grand nombre dans le myocarde, inégalement distribués, comme il a été dit plus haut ; toutefois une coupe pratiquée obliquement à travers le muscle en atteint toujours un certain nombre. Leurs dimensions ne sont pas sans importance, sans toutefois qu'on puisse leur attribuer une influence marquée sur l'activité du cœur. Leur signification consiste surtout dans ce fait qu'à côté de la prolifération nucléaire interstitielle ils fournissent la preuve d'une myocardite proliférante interstitielle qui est parfaitement à même de troubler le fonctionnemen 'du cœur. Il est digne de remarquer que, malgré l'existence de cette myocardite de constatation très facile, les fibres musculaires ne sont le siège que d'une dégénérescence graisseuse minime.

Cette altération ne suffit donc pas pour juger de l'état du myocarde. Ou bien elle est indépendante de la myocardite; ou bien elle ne complique cette dernière qu'au début de la periode fébrile.

Leyden conclut que la diphthérie peut se compliquer d'une myocardite aiguë typique, caractérisée par une prolifération nucléaire interstitielle avec atrophie consécutive en foyers du myolemme et dont la nature inflammatoire est attestée par la multiplication des noyaux et par le dépôt d'amas pigmentaires. Cette myocardite se complique accessoirement de dégenérescence graisseuse du myolemme, dégénérescence qui ne suit point une marche parallèle à celle de l'inflammation et qui ne peut servir de mesure à l'intensité de cette dernière.

L'observation suivante de M. Déjerine, intéressante à tous égards et sur laquelle nous aurons l'occasion de revenir, nous montre un exemple de myocardite interstitielle subaiguë où les lésions histologiques sont absolument de même nature que dans les trois faits de M. Leyden. Nous trouvons encore une prolifération du tissu conjonctif interstitiel du myocarde, avec atrophie consécutive de la substance contractile des fibres musculaires qui ne présentent aucune trace de dégénérescence inflammatoire ou autre. Seulement, dans l'observation de M. Déjerine, le processus, en raison même de sa durée, est parvenu à une phase plus avancée de son évolution : l'atrophie des fibres est plus accusée.

Observation IV.

Myocardite interstitielle primitive chez une femme de 23 ans, chloroanémique. Mort par gangrène des extrémités et ramollissement cérébral. Aphasie. Autopsie Embolie de la sylvienne gauche, de la tibiale du même côté et de la pédieuse du côté droit. Infarctus des reins. Rétrécissement de tout le système artériel. Caillots intracardiaques, conséquences de la myocardite.

(Par J. Déjérine, chef de clinique de la Faculté). (1).

La nommé X..., cuisinière, âgée de 23 ans, entre à la Charité le 7 janvier 1880, salle Sainte-Anne, n° 3, service de M. le professeur Hardy.

(1) Dejérine. *Progrès médical*, 1880, p. 881.

Pas d'antécédents héréditaires à signaler, rien de particulier comme antécédents personnels : la malade est à Paris depuis deux ans et n'a commencé à être malade qu'il y a six mois environ. Aucune maladie antérieure.

A cette époque, elle remarqua qu'elle se fatiguait facilement, qu'elle avait de l'essoufflement au moindre effort ; cet état augmenta peu à peu et força la malade à entrer à l'hôpital. Elle fit un séjour d'un mois à la salle Sainte-Anne, pour sa chloro-anémie qui était très intense lors de son entrée; décoloration extrême de la peau et des muqueuses, souffle continu avec renfoncement dans les vaisseaux du cou, souffle systolique très net à la base du cœur.

La malade présentait en outre une éruption de psoriasis, marquée surtout sur la poitrine et le dos, et pendant les premiers jours de son séjour à l'hôpital, elle fut atteinte d'une lypémanie assez prononcée, et présenta, sur toute la surface du corps, une analgésie assez marquée, accident relevant chez elle de l'hystérie, affection existant depuis assez longtemps, ainsi que le démontre une hyperesthésie ovarienne encore assez marquée du côté gauche.

Sous l'influence du traitement par le fer, du repos, de la nourriture, les phénomènes nerveux disparurent en même temps que la chloro-anémie devenait de moins en moins marquée ; et la malade quitta le service, à la fin de décembre 1879, à peu près guérie de sa chloro-anémie, mais présentant toujours sur le corps son psoriasis, ce dernier étant même beaucoup plus accusé qu'à l'entrée de la malade, phénomène qui, comme le faisait souvent remarquer M. Hardy à la clinique, est commun à beaucoup de maladies de la peau, qui sont d'autant plus florissantes sur le sujet qui en est porteur que ce dernier et doué d'une vigoureuse santé.

Huit jours après avoir quitté l'hôpital, la malade revint et demanda à entrer de nouveau dans la salle, le 7 janvier 1880. Elle rentra en se plaignant d'éprouver des symptômes d'un ordre tout différent de ceux qu'elle avait éprouvés jusque-là. Le 4 janvier, dit-elle, elle fut prise, à la suite d'une espèce d'étourdissement, sans perte de connaissance, d'une parésie, légère du bras et de la jambe du côté droit; en même temps, elle éprouva une douleur assez vive, au niveau du cou-de-pied du côté gauche.

Etat actuel. La malade, assez vigoureusement constituée, présente des signes de chloro anémie assez accusée ; décoloration de la peau, des muqueuses, essoufflement, souffle continu très fort avec renforcement dans les vaisseaux du cou , souffle systolique très net à la base du cœur. Les différentes viscères, poumons, foie, ne présentent rien d'anormal, le cœur, en particulier, ne présente pas de trace de lésion valvulaire, il n'est pas augmenté de volume, les valvules mitrales et tricuspides fonctionnent normalement, de même pour les valvules sigmoïdes, l'auscultation ne fait entendre aucun bruit anormal autre que le souffle anémique de la base signalé plus haut. Rien de particulier dans l'urine.

Parésie droite très légère portant sur le bras et la jambe, rien du côté de la face ; cette parésie s'accompagne d'une anesthésie et d'une analgésie assez marquée du même côté. Rien du côté des sens spéciaux. Rien du côté de l'expression du langage, pas de trace d'aphasie. La malade se plaint d'une douleur vive paraissant siéger au niveau de l'articulation tibio-tarsienne et surtout des articulations métatarso-phalangiennes du pied gauche : cette douleur est exaspérée par la moindre pression, au point de faire pousser des cris à la malade. Pas d'œdème des extrémités. Hyperesthésie ovarienne toujours assez marquée, surtout à gauche. La douleur persiste toujours sur le dos du pied gauche; le pied est plus froid que celui opposé, la peau est aussi plus blanche; au niveau du scaphoïde on constate l'existence d'une tache violacée de deux centimètres de diamètre.

10 janvier. La tache ecchymotique a augmenté, il y en a en outre une deuxième sur la face externe du gros orteil, ainsi que sur le 3e et 4e orteils. La face dorsale du pied est toujours froide, les douleurs spontanées toujours très vives et la moindre pression les rend intolérables. On ne sent pas les battements de la pédieuse. L'examen du cœur ne dénote rien d'anormal, à part le souffle systolique de la base.

Le 12. La coloration violette se prononce davantage sur tout le dos du pied et sur la face externe, le pied droit commence à son tour à être le siège de vives douleurs, comme pour le pied gauche, au voisinage des articulations métacarpo-phalangiennes; on y constate l'existence de quelques taches marbrées.

Le 15. L'état du pied gauche va toujours en s'aggravant; quant au pied droit, tout en étant toujours très douloureux, il ne présente plus rien d'anormal, la coloration violacée des premiers jours a disparu. Les douleurs sont un peu moins intenses. Phlyctènes de la grosseur d'une noisette sur le cou-de-pied et le bord externe du pied gauche.

Le 22. La veille au soir, vers 8 heures, la malade a ressenti une douleur assez vive dans la région frontale du côté gauche, et, en même temps, des fourmillements dans le bras droit. A la visite du matin, on constate l'existence d'une hémiplégie du côté droit avec aphasie. L'hémiplégie est flasque, sans trace de contracture, elle est complète, porte sur la moitié droite de la face, sur le bras et la jambe du même côté. La commissure labiale gauche est tirée en haut et en arrière, la malade ne peut faire exécuter le moindre mouvement à son bras ou à sa jambe. La sensibilité est un peu altérée, il y a un certain degré d'anesthésie et d'analgésie. Rien du côté des sens spéciaux. Aphasie complète, la malade a perdu absolument la faculté d'exprimer ses idées par la parole : à toutes les questions, elle répond, din, din, din, din.

Le 31. Même état, l'hémiplégie est toujours aussi marquée ainsi que l'aphasie. Outre le mot din, din, la malade dit non, en réponse à toutes les questions. La face du pied gauche est couverte d'une large eschare occupant la face dorsale, la face interne et remontant un peu au-dessus du cou-de-pied.

6 février. L'eschare a envahi tout le pied gauche qui a une coloration noirâtre (gangrène sèche); à droite, l'eschare est beaucoup plus limitée, elle n'occupe guère que les orteils et remonte à quelques centimètres au-dessus des articulations métatarso-phalangiennes sur la face dorsale du pied. L'hémiplégie droite est toujours aussi marquée, l'aphasie persiste toujours au même degré. La sensibilité est un peu diminuée du côté de l'hémiplégie, mais cette diminution est à peine accusée.

Le 8. Depuis deux jours, l'état général qui, jusqu'alors, avait été passable, alla en s'affaiblissant, l'appétit disparut peu à peu, la malade tomba dans un état d'affaiblissement qui augmenta de jour en jour, et succomba le 10 février 1880.

Autopsie. — *Cœur.* Volume normal, mais flasque et à myocarde décoloré. Le sillon interventriculaire de la face antérieure ainsi que le bord droit du cœur contiennent une certaine quantité de graisse sous le péricarde viscéral. Quelques traces de péricardite sous l'oreillette droite, à sa partie antérieure et latérale. Il n'existe pas d'insuffisance aortique. La valvule mitrale ne paraît pas altérée. Pas de rétrécissement mitral ni d'insuffisance, il y a cependant sur la partie extérieure de la valvule droite une petite plaque laiteuse. On trouve dans la cavité du ventricule, cavité de volume normal, peut-être un peu dilatée, en arrière du pilier droit de la mitrale, dans le point où les cordages tendineux de ce pilier s'insèrent à la valvule, entre ces cordages tendineux et les parois de la valvule, plusieurs petits caillots, du volume d'un petit haricot à celui d'une lentille ; ces caillots, qui forment des prolongements entre les piliers de 3e ordre, sont jaunâtres, durs, adhérents à l'endocarde, formés de fibrine disposée en couches concentriques et très dure. (Point de départ des accidents emboliques.) Le ventricule droit non dilaté, contient un caillot volumineux récent, l'oreillette en a un aussi, plus ancien mais non adhérent. La paroi du ventricule droit est très amincie, surtout à la pointe, elle atteint à peine 0m 0027 d'épaisseur avec une couche graisseuse qui la recouvre en ce point. Le myocarde tout entier est très altéré, couleur feuille morte très marquée, surtout au niveau de la partie postérieure du sillon interventriculaire. *L'aorte thoracique est notablement rétrécie, elle admet au plus l'introduction du petit doigt, il en est de même de la crosse de l'aorte, de l'aorte thoracique, et de toutes les artères qui présentent une diminution notable de leur calibre.* Pas de plaques scléreuses sur les parois.

Poumon droit. Congestion et œdème du lobe inférieur. Léger degré d'emphysème des bords antérieurs. — *Gauche.* Rien de particulier si ce n'est un petit foyer d'apoplexie siégeant sur le bord tranchant de la base.

Foie. Le foie pèse 1400 grammes. Volume normal, mou, flasque, s'affaisse sur la table. Dégénérescence graisseuse très prononcée de tout le foie. Pas de calculs dans la vésicule.

Estomac. Ecchymoses très nombreuses au niveau de la grande courbure et du grand cul-de-sac.

Rate. Un peu petite; pas d'infarctus.

Rein droit. Présente plusieurs infarctus, un surtout qui occupe un tier de la face antérieure de l'organe, et plusieurs autres plus anciens, du cas libre d'une noisette tout au plus. — *Gauche.* Au niveau du bord inférieur, deux cicatrices noirâtres, signes d'anciens infarctus. La substance corticale est en état de tuméfaction trouble assez marqué.

Intestins. Rien de particulier, à part un certain degré de psorentérie.

Utérus. Col de nullipare. Rien de particulier.

Cerveau. On trouve une embolie de la sylvienne du côté gauche siégeant à l'origine même de l'artère ; le caillot a environ deux centimètres de longueur, jaune, dur, adhérent, envoie des prolongements à l'origine des branches de l'artère

En décorticant le cerveau, on constate du côté de l'hémisphère gauche l'existence d'un ramollissement cortical occupant le pied des frontales et pariétales ascendantes ainsi que la partie postérieure de la 3e frontale, occupant également la partie antérieure du lobule pariétal inférieur, siégeant aussi sur le tiers supérieur de la frontale ascendante ainsi que sur la partie antérieure du lobule paracentral. Le lobule de l'insula est également ramolli.

Coupe frontale. Sur cette coupe on trouve le commencement du foyer de ramollissement siégeant principalement sur la partie de l'hémisphère sous-jacent aux deux circonvolutions frontales internes.

Coupe pédiculo-frontale. Le ramollissement occupe toute la partie supérieure de la face interne de cette coupe, et détruit par conséquent le faisceau pédiculo-frontal supérieur. Il coupe également le faisceau pédiculo-frontal moyen et le faisceau pédiculo-frontal inférieur, et détruit le noyau lenticulaire et la capsule interne à ce niveau-là. Le noyau caudé est également touché à sa partie supérieure.

Coupe frontale. Même lésion que sur la coupe précédente, mais plus considérable. La frontale ascendante est prise jusque sous les méninges : les faisceaux pédiculo-frontaux moyens et inférieurs sont altérés; la capsule externe et l'avant-mur ont disparu. Le noyau lenticulaire est très altéré; enfin la capsule interne et la couche optique à ce niveau sont ramollis. Le noyau caudé est également détruit.

Coupe pariétale. La pariétale ascendante est également prise de même que les faisceaux sous-jacents. La lésion occupe le faiséeau pariétal supérieur jusque sous le sommet de la pariétale ascendante qui est prise jusqu'à sa superficie. La lésion coupe le faisceau pariétal moyen, le faisceau pariétal inférieur, détruit la capsule externe et l'insula en touchant encore au noyau lenticulaire, mais en respectant cependant la capsule interne, ainsi que la couche optique; les deux parties paraissent peu altérées à l'œil nu.

Coupe pediculo-pariétale. La lésion n'existe plus.

Coupe occipitale. Rien de particulier.

L'hémisphère droit est absolument normal. Dégénération descendante très nette occupant le faisceau pyramidal dans la protubérance, le bulbe et la moelle. Caillot dans la vertébrale gauche, caillot récent, peu adhérent, mais jaune et dur, et de même origine que celui de la sylvienne, mais beaucoup moins ancien.

Membres inférieurs. Gangrène sèche occupant à gauche tout le pied et le tiers inférieur de la jambe, à droite ne dépassant pas le cou-de-pied. en disséquant les vaisseaux des membres inférieurs, on trouve dans la tibiale antérieure gauche, à quelques centimètres au-dessus du ligament annulaire du tarse, un caillot oblitérant complètement le calibre du vaisseau, caillot adhérent fortement à la paroi vasculaire, d'un blanc jaunâtre et dur. Au-dessus de ce caillot, on en voit d'autres plus récents, mous, bruns, non adhérents, et remontant jusque dans l'artère fémorale.

A droite, dans l'artère pédieuse, caillot ancien et adhérent.

Examen microscopique. Le cœur a été examiné au microscope, à l'état frais et après durcissement pendant vingt-quatre heures dans l'alcool absolu.

A l'état frais, on a examiné, par dissociation, la paroi ventriculaire gauche et les piliers de la mitrale. A l'œil nu, ces parties, ainsi que les parois du ventricule droit, ont un aspect spécial, le cœur a une teinte gris-jaunâtre, sur laquelle tranchent des stries d'un blanc jaunâtre, le tissu du cœur est plus ferme que celui d'un cœur atteint de dégénérescence graisseuse, l'examen histologique montre que l'on a affaire à une myocardite interstitielle très avancée. La dissociation des petits fragments montre, après l'action du picro-carmin, une prolifération conjonctive extrêmement abondante, au sein de la substance musculaire. Ce tissu conjonctif de nouvelle formation, est déjà organisé, à fibrilles serrées et aplaties les unes contre les autres; sur certains points le processus est un peu moins avancé; on voit des cellules allongées, munies d'un noyau, mais nulle part on ne trouve d'éléments embryonnaires. Dans les piliers de la mitrale, qui sont sillonnés de stries blanchâtres, la lésion est encore plus avancée et la dissociation presque impossible. Les fibres musculaires respectées par l'altération, traitées par l'acide osmique, ne montrent pas la moindre granulation graisseuse dans leur intérieur.

Examen après durcissement. Coupes colorées au picro-carmin et montées dans la glycérine. Sur les préparations ainsi obtenues, on se rend très bien compte de la topographie de l'altération. Le conjonctif est disposé en îlots disséminés au sein de la masse musculaire, qu'il dissèque, les fibres musculaires sont détruites peu à peu par compression, et l'on peut suivre les différentes phases de leur disparition. Dans la partie basilaire de la mitrale, la lésion est un peu plus accentuée, sur certains points il n'y a plus trace de tissu musculaire, on ne voit que du tissu conjonctif.

L'endocarde et le péricarde ne présentent point au microscope d'altérations manifestes.

Réflexions.— « Les caillots intra-cardiaques du ventricule gauche ont été le point de départ des accidents observés chez cette femme, et l'intérêt de cette observation, unique peut-être en son genre, consiste dans l'existence d'une myocardite interstitielle très accusée, développée sans cause connue, chez une jeune femme chloro-anémique. C'est évidemment à la myocardite qu'il faut rattacher la production de ces concrétions sanguines : nous avons vu, en effet, que l'endocarde était, partout, dans un degré remarquable d'intégrité, et que partant il ne pouvait être mis en cause. Mais, si nous recherchons la pathogénie de cette myocardite scléreuse, nous ne trouvons aucune affection antérieure capable de l'expliquer : cette femme n'avait jamais eu aucune maladie quelconque, ni fièvres éruptives, ni fièvre typhoïde ; elle était atteinte seulement de chloro-anémie très intense depuis assez longtemps, *et son sys-*

tème artériel présentait le rétrécissement que Wirchow a signalé dans cette affection. » (Déjerine)

4° *Myocardite interstitielle suppurative.*

« La myocardite purulente, dit Frerichs dans son Traité des maladies du cœur, s'observe tantôt comme forme à limites irrégulières, s'insinuant sur une certaine étendue entre les faisceaux musculaires (infiltration purulente), tantôt comme un foyer circonscrit, le plus souvent arrondi, plus ou moins nettement délimité (abcès du cœur). »

Voilà qui rentre dans le cadre schématique que nous avons tracé des différentes modalités histologiques de l'inflammation du tissu conjonctif. Seulement, quand on va à la recherche des observations authentiques de myocardite suppurée diffuse, on est amené à reconnaître qu'elles font à peu près complètement défaut. M. Parrot, dans son remarquable article *carditis* du « Dictionnaire encyclopédique », cite comme exemples de cette forme diffuse : une observation publiée par Oppolzer il y a tantôt trente ans et deux autres faits du même ordre, l'un de Salter (London medical gazette, 1839) et l'autre de Latham (London medical gazette). Il nous a été impossible de retrouver de plus amples renseignements sur ces faits.

5° *Abcès du cœur.*

Cette forme de la myocardite interstitielle suppurée est loin d'être très rare. Elle peut survenir à titre de répercussion locale de la pyhémie, véritable diathèse purulente, ou encore en dehors de toute cause appréciable, affectant les allures d'une affection primitive du myocarde. Nous reviendrons d'ailleurs sur les conditions pathogéniques de cette forme, en apparence primitive, des abcès du cœur.

Dans le premier cas, lorsque la myocardite suppurée est une manifestation locale de la pyhémie, les foyers purulents affectent en général des dimensions très petites ; ce sont de véritables abcès miliaires.

Ainsi Schroetter, dans son travail déjà cité, raconte que chez une jeune fille de 22 ans, enlevée par une pyhémie consécutive à un panaris de la main gauche, il trouva à l'autopsie « les muscles du squelette, le diaphragme et le *myocarde parsemés d'innombrables petits foyers jaunâtres du volume d'un grain de millet à celui d'un grain de chènevis et dont le contenu était constitué exclusivement par du pus.* » Et l'auteur donne ce fait comme un exemple de la forme suppurative de la myocardite interstitielle.

Une remarquable observation de M. Féreol, qui a fait l'objet d'une communication à la Société médicale des hôpitaux dans la séance du 11 novembre 1878, nous servira de lien de transition pour passer des abcès miliaires du myocarde, dépendant d'une cause infectieuse, aux abcès volumineux qui surviennent en dehors de toute influence de cette nature, sans raison manifeste, comme ce fut le cas dans l'observation inédite que nous publions plus loin. Chez le malade de M. Féréol, une myocardite suppurée se développa également sans l'intervention de la pyhémie ou d'une maladie de même nature. Elle donna lieu à la formations de petits abcès ayant le volume de têtes d'épingles, qui avaient leur point de départ dans une suppuration interfasciculaire, mais qui empiétaient sur le tissu contratile d'un certain nombre de fibres musculaires. Nous reproduisons cette observation *in extenso*, parce qu'au point de vue de la distribution des lésions sur les autres parties de l'appareil vasculaire, elle présente des analogies d'un certain intérêt avec l'observation que nous rapportons plus loin.

Observation V.

Myocardite suppurée primitive (abcès multiples infiltrés) avec aortite aigue et athérome généralisé ; pas de syphilis, ni d'alcoolisme ; impaludisme ancien.

(Par le Dr Féréol, médecin de l'hôpital Lariboisière). (1)

Giorgio, homme de 44 ans, originaire de Rome, depuis dix ans à Paris, où il est cocher, entre dans mon service, à Lariboisière, le 1er octobre 1878.

Le jour même, à ma visite, je le trouve assis sur son lit, en proie à une orthopnée, anxieux, agité, gémissant continuellement, suffocant si on veut lui faire prendre la position horizontale. La figure est pâle, bleuâtre les extrémités sont cyanosées et refroidies. Il accuse, à la base du thorax, une douleur en ceinture, vive surtout du côté droit, n'offrant en ce moment aucune irradiation vers le cou et les épaules. Il ne souffe nullement derrière le sternum ni dans la région précordiale. Celle-ci est soulevée par des battements énergiques que la main perçoit dans une grande étendue ; la pointe du cœur est abaissée, la zone de matité sensiblement agrandie. L'auscultation fait constater, à distance égale de la pointe et de la base, ajoute-t-il, des doulours parties du cœur, » devenant parfois tellement violentes qu'il lui semblait « que les chiens lui rongeait les os ». Il put néanmoins continuer de laver les voitures, s'interrompant au moment des douleurs qui s'accompagnaient d'un état presque syncopal.

A plusieurs reprises il eut des vomissements et un peu de diarrhée.

Ce sont les seuls renseignements qu'il fournit sur sa maladie actuelle.

Antérieurement, il y a une dizaine d'années, alors qu'il habitait encore l'Italie, il a été atteint d'une fièvre intermittente à type tierce, qui a résisté au traitement pendant quatre mois. Depuis il a été soigné il y a trois ou quatre ans, pour une pneumonie droite.

A part ces deux maladies, il a toujours été bien portant et robuste. Il n'a jamais eu de rhumatisme et n'a jamais contracté la syphilis.

(1) Féréol. *Union médicale*, 1879, *n°* 27 *et* 28.

Il affirme avoir toujours été sobre, et les renseignements fournis par sa femme et ceux qui le connaissent confirment sa déclaration.

Les antécédents connus et l'examen terminé le diagnostic restait difficile. Plusieurs hypothèses se présentaient à l'esprit : J'acceptais comme la plus probable, mais sans rien affirmer, celle d'une pleuro-pneumonie à la base du poumon droit. J'admettais même, pour expliques la gravité de l'état général, la possibitité d'une gangrène pleurale (pas d'odeur des crachats ni de l'haleine).

En conséquence cinq ventouses scarifiées sont appliquées sur le côté droit de la poitrine et un vésicatoire dans le voisinage.

Le lendemain 2 octobre, l'état du malade est plus grave encore. L'orthopnée atteint ses dernières limites tout repos est impossible ; le malade assis sur son lit profère des plaintes continues. Les extrémités sont violacées et froides ; quelques doigts sont décolorés présentant un état de syncope locale (doigts morts). Le pouls est absolument nul aux radiales et aux temporales. Les contractions cardiaques, si énergiques hier, sont faibles aujourd'hui ; les bruits du cœur émergent mal et sont très-sourds ; le bruit de frottement a disparu. La matité cardiaque paraît encore augmentée.

Les signes physiques fournis par l'exploration du poumon sont, au contraire, moins accusés.

La douleur en ceinture persiste, et la pression révèle pour la première fois l'existence d'un point douloureux sur le trajet cervical du phénique droit.

Les modifications survenues du côté du cœur me font songer à une péricardite à forme paralytique, et, dès lors les lésions pulmonaires me paraissent devoir être considérées comme secondaires. — *Prescription* : Large vésicatoire à la région précordiale ; potion avec cognac et acétate d'ammoniaque.

Le 3. Amélioration notable. La dyspnée est beaucoup moindre, les douleurs thoraciques sont moins vives, le pouls, encore très faible, peut être facilement compté. Les extrémités restent très froides. Il y a cependant beaucoup de fièvre, et le thermomètre, placé dans l'aisselle, marque 39°,6.

Les battements du cœur restent très mous, à peine perceptibles à la main ; les bruits sont très sourds ; on ne constate ni frottement ni souffle. L'auscultation de l'aorte, pratiquée sur toute la longueur de son trajet, ne fournit également rien.

Aux poumons, les râles sous-crépitants fins persistent prédominant toujours à la base droite. Il n'y a ni souffle, ni résonnance exagérée de la voix, ni matité. Pendant la nuit dernière, plusieurs selles diarrhéiques.

Le 4. Depuis hier, selles nombreuses, dysentériques (frai de grenouille mélangé de sang). Dyspnée plus grande. Même état de la circulation. Sensation de froid et d'engourdissement dans les jambes. La température axillaire est normale.

Le 5. Persistance des selles diarrhéiques, qui sont toujours muqueuses et granuleuses, mais ne renferment plus de sang. Même état du cœur et des poumons.

Le malade se plaint de vives douleurs dans les membres inférieurs. Un œdème assez considérable et assez dur a envahi les pieds et les jambes jusqu'aux genoux, Ces parties sont glacées et présentent une teinte violette. Elles semblent menacées de gangrène.

Le 6. Orthopnée. Pouls insensible. Bruits du cœur à peine perceptibles Mêmes signes stéthoscopiques à l'exploration des poumons. L'œdème des jambes est devenu très considérable. Diarrhée dysentériforme. Température axillaire, 37°6.

Dans la nuit, la faiblesse augmente, et, après une agonie de quelques heures, le malade meurt le 7 octobre au matin.

Autopsie faite vingt-huit heures après la mort. A l'ouverture du thorax, on trouve les plèvres libres de toute adhérence et ne contenant aucun exsudat. La plèvre médiastine, et, en particulier, le revêtement pleural du péricarde ne présente aucune trace d'inflammation.

La cavité du péricarde renferme une quantité normale de liquide transparent. La séreuse ne présente à signaler qu'une plaque laiteuse située sur son feuillet viscéral, au niveau de l'infundibulum.

Le cœur est en diastole, plus volumineux qu'à l'état normal. L'augmentation de volume dépend surtout d'une dilatation notable du ventricule gauche. Les parois de ce ventricule montrent sur les coupes qui y sont pratiquées une altération vraiment remarquable du myocarde. On voit au sein de la substance musculaire un grand nombre de petits amas jaunâtres, puriformes, de volume d'une petite tête d'épingle, entourés d'une zone foncée, ecchymotique, propre à chacun d'eux. D'autres amas présentant la même coloration, mais plus étendus et comme étalés, se montrent çà et là, beaucoup plus rares que les premiers. Ces petits abcès (l'examen microscopique ne laisse aucun doute sur la nature de leur contenu), quelle que soit leur configuration, siègent tous en des points plus voisins de la face interne que de la face externe du myocarde. Quelques-uns semblent même confiner à la couche profonde de l'endocarde. Aucun d'eux cependant ne s'est ouvert dans la cavité ventriculaire.

Cette altération du myocarde s'observe dans toute l'étendue de la paroi du ventricule gauche, depuis la pointe du cœur jusqu'au sillon auriculo-ventriculaire, mais elle est surtout accusée au niveau de la paroi antérieure.

Il s'en faut beaucoup que les lésions de l'endocarde soient en rapport, comme étendue ou comme intensité, avec celles du myocarde. Tout se borne de son côté à quelques épaississements, à quelques opacités disséminées soit sur les valvules, soit sur les colonnes charnues. Cependant au niveau de la pointe du ventricule, l'endocarde est recouvert de caillots anciens, globuleux, intriqués entre les colonnes charnues. Quelques-uns de ces caillots, ramollis à leur centre, figurent des kystes remplis d'une matière puriforme. Une concrétion fibrineuse, récente non globuleuse, s'étend du sommet du ventricule où elle s'insère jusqu'au voisinage des sigmoïdes aortiques ; elle flotte librement dans la cavité ventriculaire.

Comme nous l'avons dit, l'endocarde valvulaire est à peine altéré.

Il en est de même de celui qni tapisse l'oreillette gauche.

Le ventricule droit est en grande partie rempli par un caillot complètement décoloré. Cette concrétion de formation récente, ne présente pas la disposition globuleuse et se continue avec un caillot moitié fibrineux moitié cruorique qui remplit le tronc de l'artère pulmonaire. L'endocarde qui revêt les cavités droites présente quelques opacités. La paroi musculaire du ventricule droit n'est le siège d'aucune altération appréciable.

L'aorte présente dans toute son étendue, depuis son origine jusqu'à sa difurcation, les lésions de l'endartérite aigue : ce sont de larges plaques d'une coloration rosée, à surface chagrinée mamelonnée à bords nets et arrondis. Ces plaques sont confluentes au niveau de la crosse, et on les retrouve dans les gros troncs qui en émanent. Outre ces lésions récentes on voit de nombreux foyers athéralomateux. L'épaississement des tuniques est considérable ; au niveau de la crosse la paroi a bien un demi-centimètre d'épaisseur et présente sur la coupe une disposition feuilletée des plus apparentes. La crosse est manifestement dilatée.

Les artères fémorales ne présentent aucune altération, mais les tibiales antérieures et les pédieuses sont le siège de lésions anciennes caractérisées par des plaques calcaires.

Les branches de l'artère pulmonaire sont remarquablement altérées. On voit sur leur face interne de nombreux foyers athéromateux. C'est la branche droite qui est le siège des lésions les plus nombreuses et les plus accusées, et celles-ci s'observent jusque dans les plus fines ramifications du vaisseau. Deux branches volumineuses qui se rendent dans le lobe inférieur droit son trouvés obturées par un caillot bifurqué et placé à cheval sur l'éperon qui les sépare. Ce caillot paraît s'être formé pendant l'agonie ; il n'est pas complètement décoloré. D'ailleurs le lobe inférieur droit n'est que fortement congestionné ; il ne renferme ni infarctus hémorrhagique ni foyer d'hépatisation. Le reste des poumons ne présente qu'un certain état de congestion et quelques ecchymoses punctiformes sous le feuillet viscéral de la plèvre.

L'intestin n'a pas été visité, et cette omission est d'autant plus regrettable que le malade avait eu, comme nous l'avons dit, des selles dysentériformes pendant les derniers jours de sa maladie.

Le foie, de volume normal, a la consistance du caoutchouc. Sa surface est légèrement mamelonnée au voisinage du bord antérieur. A la coupe il présente l'aspect muscade du foie cardiaque.

La rate, de volume normal, est entourée d'une coque fibreuse formée par l'épaississement de sa capsule.

Les reins sont volumineux, durs, et présentent une coloration foncée. Ils se décortiquent assez difficilement. Leur coupe fait voir une congestion intense.

Ces divers parenchymes ne présentent pas d'infarctus.

Les altérations toutes spéciales du myocarde font l'intérêt de cette observation. Elles ont été soumises à un soigneux examen microscopique par M. Sabourin, qui m'a remis la note et le dessin suivants:

Examen microscopique dans un cas de myocardite suppurée. — A l'œil nu, sur une coupe fraîche du myocarde, on pouvait constater : 1° des foyers miliaires et lenticulaires jaune vif, ayant toute l'apparence d'abcès ; 2° des zones très foncées en couleur, comme hémorrhagiques ; 3° des traînées pâles, jaunâtres, rappelant la dégénérescence graisseuse du muscle cardiaque ; 4° des parties du muscle ayant tous les caractères de l'état sain.

Les coupes ont été faites après durcissement dans l'alcool, la gomme et l'alcool, et colorées par le picro-carmin.

A un faible grossissement, on voit que les lésions sont distribuées de la façon suivante : les abcès sont mal circonscrits au milieu du tissu musculaire et des espaces vasculaires. Les bandes grisâtres répondent à deux ordres de lésions : 1° des travées celluleuses infiltrées de pus ; 2° du tissu musculaire dégénéré.

La limite est très tranchée entre le tissu musculaire sain, qui a une coloration rouge foncée, et le tissu dégénéré, dont l'apparence est, au premier abord, celle du tissu cellulaire intermusculaire.

1° *Abcès.* Le contenu est formé en grande partie par des leucocytes de pus très granuleux, mais parfaitement reconnaissables. Au milieu du magna brunâtre que forme leur agglomération, on voit des débris de faisceaux musculaires à divers degrés d'altération, les uns à striation encore nette, les autres remplis de granulations extrêmement fines, très peu colorées. Enfin, il y a des blocs réfringents sans aucune apparence cristalloïde, disséminés au milieu de ces détritus purulents. Leur teinte est blanc jaunâtre brillant, mais ils ne semblent avoir subi aucune coloration par le picro-carmin. Ils proviennent évidemment de la dégénérescence des faisceaux musculaires primitifs, telle que nous l'indiquions tout à l'heure.

Ces abcès sont assez mal limités, à contour irrégulier, sans paroi distincte. Ils sont entourés immédiatement, ici par les faisceaux musculaires plus ou moins altérés, là par des espaces cellulaires infiltrés de leucocytes.

2° *Tissu musculaire.* En beaucoup de points, les faisceaux musculaires et le tissu conjonctif interfasciculaire sont absolument sains.

Les parties altérées, disséminées par plaques irrégulières, tantôt voisines des abcès, tantôt complètement isolées au milieu du tissu sain, présentent les particularités suivantes :

Si l'on regarde un faisceau musculaire coupé en travers, on voit que le centre des faisceaux primitifs est occupé par un point brillant, réfringent, nullement coloré par le picro-carmin. Cette dégénérescence envahit peu à peu, d'une manière centrifuge, toute l'épaisseur du faisceau, et l'on voit, côte à côte, les éléments atteints à tous les degrés : depuis le faisceau, qui semble percé d'un trou, jusqu'au faisceau qui ne forme plus qu'un bloc irrégulier, transparent, mais toujours entouré par une enveloppe à double contour. Si les faisceaux musculaires du cœur avaient un sarcolemme, on dirait que cet élément forme seul leur enveloppe ; ce qui fait qu'à un faible grossissement, on pourrait les prendre pour des vaisseaux coupés en travers. Il est remarquable de voir que, tant qu'il reste de la substance musculaire à la périphérie du faisceau primitif, cette substance conserve une striation très apparente.

Si l'on regarde des faisceaux coupés en longueur, on voit un aspect tout différent : ce sont des masses transparentes, irrégulièrement cylindriques ou fusiformes, qui semblent contenues dans un tube translucide et strié longitudinalement. La persistance de la périphérie du faisceau à l'état d'enveloppe fait que le contenu paraît ici moins brillant que sur les coupes transversales, où la partie centrale dégénérée est à nu.

Telle est l'altération musculaire ; elle est la même partout où le muscle est malade. En dehors d'elle et des débris des faisceaux granuleux compris dans le pus des abcès, on ne trouve pas d'autre altération du tissu musculaire.

3° *Tissu conjonctif.* D'une façon générale, les capillaires intermusculaires les plus fins sont dilatés et remplis de globules rouges ; mais, en aucun point, on ne trouve d'infiltration hémorrhagique.

Dans les espaces plus considérables et, notamment, au voisinage des abcès non pas régulièrement autour d'eux, mais sur un ou plusieurs points de leur périphérie, le tissu cellulaire est rempli de capillaires très dilatés, presque contigus, remplis de globules rouges au milieu desquels se voient des leucocytes du sang, disséminés au centre comme à la périphérie des vaisseaux. La trame lâche qui réunit les capillaires est infiltrée d'une grande quantité de jeunes cellules, à un ou à plusieurs noyaux, colorées en rose par le picro-carmin. Dans certains points, ces éléments sont très peu colorés et plus granuleux.

Dans les travées qui aboutissent aux abcès, on trouve une véritable infiltration de leucocytes de pus qui pénètrent, en certains endroits, au milieu des faisceaux musculaires voisins dégénérés.

Dans d'autres points, enfin, au milieu des faisceaux musculaires altérés, comme il a été dit plus haut, on voit de petits espaces conjonctifs qui ne semblent formés que par l'agglomération de jeunes éléments arrondis, vivement colorés en rouge.

Il résulte cet examen qu'il y a, dans ce fait, deux processus concomitants :

1° *Une dégénérescence spéciale du faisceau musculaire primitif* ;

2° *Une suppuration interfasciculaire* débutant probablement dans les grands espaces conjonctifs et s'infiltrant ensuite à travers les faisceaux dégénérés, qu'elle dissocie pour former le magma de provenance multiple qui occupe le centre des *abcès*.

Voici maintenant l'observation du malade que nous avons pu suivre dans le service de M. Raymond, et qui, entré à l'infirmerie de l'hospice d'Ivry, avec les manifestations d'une cachexie saturnine compliquée de néphrite interstitielle, a présenté à l'autopsie en même temps que les lésions d'une endartérite proliférante presque généralisée, de la myocardite interstitielle et parenchymateuse, avec foyers de suppuration du myocarde, dont l'un constituait un abces du cœur dans le sens vulgaire du mot, puisqu'il atteignait les dimensions d'une noisette.

Observation VI.

Cachexie saturnine. Néphrite interstitielle. Insuffisance mitrale. Phlegmatia alba dolens. Mort. Endartérite végétante. Myocardite avec abcès du cœur.

Le nommé Albert (Achille), journalier, est entré à l'infirmerie, salle Saint Jean-Baptiste, n° 25, le 4 janvier 1882. C'est un homme âgé de 67 ans qui ne présente aucun antécédent héréditaire. Sa mère serait morte, dit-il, d'anévrysme aortique. Il fut toujours bien portant pendant sa jeunesse, et, à 18 ans, s'engagea dans la marine. Après sept ans de service, il eut *une attaque de rhumatisme articulaire aigu généralisé* qui le retint au lit pendant six semaines. Depuis cette époque, il put se livrer aux travaux souvent les plus pénibles sans éprouver la plus légère indisposition. Il y a environ huit ans, étant obligé de travailler à la *fabrique de Clichy*, deux mois après son entrée dans cette usine, il fut pris de violentes coliques saturnines. Admis à l'hôpital Beaujon, dans le service du professeur Gubler, il en sortit guéri deux mois après; mais, quelque temps plus tard, ayant de nouveau travaillé à Clichy, il fut repris de nouvelles coliques qui furent traitées dans le même service d'hôpital. Chaque fois qu'il allait travailler à la fabrication de la céruse, de violentes douleurs abdominales apparaissaient sans cependant jamais être accompagnées de phénomènes paralytiques.

En 1879, le malade fut pris pour la cinquième fois de coliques saturnines et entra à l'hôpital Lariboisière, dans le service de M. Proust. On lui donna des bains sulfureux et il raconte qu'à la suite du quatrième bain, il eut les deux membres inférieurs et les avant-bras paralysés. L'infirmier, dit-il, était obligé de le porter et de le faire manger comme un enfant. Il fait aussi remarquer qu'il avait à la face dorsale des deux mains une petite tumeur qui disparut en même temps que la paralysie. Après un séjour de six à huit mois à l'hôpital de Lariboisière, le malade passe à Laennec, puis à Bicêtre et enfin aux Incurables, où il est depuis quatre mois et demi. La dyspnée qu'il éprouve depuis quelque temps augmente de plus en plus, et il lui arrive souvent d'être obligé de s'asseoir après avoir fait quelques pas. Les pieds et les jambes sont légèrement œdématiés et c'est dans cet état qu'il est admis à l'infirmerie.

C'est un homme de taille moyenne, très pâle et profondément anémié. Il n'y a pas d'ascite, mais de l'œdème des membres inférieurs et un peu d'hydarthrose des deux genoux. L'examen du poumon ne révèle aucune lésion morbide. Le cœur est hypertrophié dans son diamètre vertical, la pointe bat dans le septième espace intercostal en dehors du mamelon. A l'auscultation, on entend un bruit de souffle fort, râpeux, au premier temps et à la pointe, bruit de souffle couvrant le petit silence et une partie du deuxième temps. L'examen de l'orifice aortique et du cœur droit ne présente rien d'anormal.

Le foie paraît hypertrophié et la rate saine.

La chaleur et l'acide nitrique décèlent une certaine quantité d'albumine dans les urines.

En présence de ces différents phénomènes morbides, M. Raymond porte le diagnostic de : *Cachexie saturnine, insuffisance mitrale.* et *néphrite interstitielle.*

Le malade est mis au régime lacté ; trois litres par jour.

Le 14. L'œdème des membres inférieurs a légèrement diminué. La respiration est plus facile, mais l'examen du cœur révèle toujours les mêmes lésions.

Le 15 matin. Hier soir, vers quatre heures, le malade fut pris d'un fort frisson qui dura environ deux heures, frisson qui se répéta à trois reprises différentes pendant la nuit. Ce matin, les frissons ont disparu, la température est normale et on ne trouve rien à l'auscultation du poumon.

Soir. Un nouveau frisson apparaît quoique moins intense et ne dure que quelques minutes.

Traitement. — Sulfate de quinine, 1 gr. 75 centigr.

Le 16. La nuit a été bonne, le malade a pu dormir, et ce matin la respiration est encore moins gênée. Les battements cardiaques sont toujours réguliers et l'on entend le même bruit de souffle fort et râpeux à l'auscultation de l'orifice mitral.

Continuation du sulfate de quinine, 0,50.

Le 20. Tous les soirs, le malade a un léger frisson sans fièvre, ni transpiration. La dyspnée est augmentée et la cachexie se manifeste de plus en plus.

Traitement. — Sulfate de quinine.

Le 27. Les frissons ont cessé depuis trois jours et l'état général paraît être un peu amélioré. La pression au niveau des muscles jumeaux et soléaire provoque une légère douleur, mais on ne sent aucun cordon dur sur le trajet des veines et l'œdème des pieds a presque complètement disparu.

4 février. Vers minuit, le malade ressentit une violente douleur au niveau du creux poplite gauche. La jambe devient engourdie et douloureuse. Ce matin, la peau est sillonnée de petites veines dilatées. Le membre est œdématié et refroidi, et quand on exerce une pression sur les parties malades, on provoque une grande douleur, et c'est à peine si le doigt laisse une empreinte au niveau de la jambe malade. La sensibilité à la piqûre est diminuée quand on la compare avec celle du membre sain. La dyspnée est plus grande, mais les battements du cœur sont réguliers et l'on trouve le même bruit du souffle à l'orifice mitral.

Le membre est badigeonné de laudanum et enveloppé de coton dans l'immobilité.

Le 5. La jambe est augmentée de volume, les veines cutanées sont plus dilatées et l'anesthésie est complète à la piqûre. Quand on applique la main sur la partie malade, on sent un abaissement considérable de la température surtout à la région interne du membre. Il y a toujours de la douleur à la pression digitale et l'on sent un cordon légèrement dur sur le trajet des deux saphènes.

Le 6. L'œdème est très localisé à la jambe gauche et ne remonte pas au-dessus du genou. La dyspnée et la cachexie augmentent et le malade prend à peine une tasse de lait dans sa journée.

Le 7. Même état du membre malade. La respiration est fréquente (40 à la minute), et l'affaiblissement considérable.

Le malade meurt le 8 à deux heures du matin.

Nécropsie faite vingt-quatre heures après la mort.

A l'ouverture de la cavité abdominale, on trouve le *foie* légèrement augmenté de volume. Il est jaunâtre, lisse à la coupe et graisse le scapel. Il présente l'aspect muscade dans la pointe moins dégénérée. La *rate* est volumineuse (poids, 250 gr.). On trouve un de ces vaisseaux oblitéré et un infarctus superficiel, blanchâtre, à forme conique et à base dirigée vers la périphérie. Cet infarctus offre le volume d'un œuf de poule, il est ramolli à son centre. Les *reins* présentent les lésions de la néphrite interstitielle avec quelques petits kystes à leur surface. Rien à la vessie ; le péritoine est normal.

Les *poumons* sont emphysémateux avec quelques noyaux indurés à leur sommet.

Le cœur est volumineux (poids, 468 gr.), et l'hypertrophie porte exclusivement sur le cœur gauche. A la coupe, la paroi du ventricule gauche présente un aspect gélatineux et une coloration ardoisée. Dans la cavité ventriculaire, on trouve accolée à la paroi antérieure une petite tumeur faisant saillie dans la cavité, du volume d'une noisette, et à la coupe de laquelle s'écoule une matière blanchâtre, purulente, avec de nombreuses granulations. La paroi du ventricule, au niveau de cette petite cavité purulente, est considérablement amincie. D'autres petits foyers purulents sont disséminés dans l'épaisseur du myocarde.

La valvule mitrale est épaissie et recouverte de plaques jaunâtres, calcaires. Au niveau de l'anneau fibreux, on remarque deux végétations volumineuses, dures, faisant saillie dans l'orifice et divisant presque complètement l'ouverture mitrale en deux orifices secondaires.

La paroi du ventricule droit est amincie et présente, sur certains points, une épaisseur de un à deux millimètres. Rien aux orifices.

Les vaisseaux artériels et veineux du membre inférieur gauche présentent de nombreuses lésions dont nous avons réuni la description à l'examen microscopique, qui en a été fait par notre excellent ami, M. G. Arthaud, chef du laboratoire de l'hospice des Incurables.

Examen histologique. — *Cœur*.— Sur des coupes transversales des parois ventriculaires et des piliers de deuxième et de troisième ordre, on observe par places, même dans les régions paraissant saines, un épaissisoement de l'endocarde qui bourgeonne à l'intérieur des ventricules sous forme de végétations saillantes : celles-ci mesurent jusqu'à 20 à 40 cent. d'épaisseur.

A la surface de ces bourgeons on trouve des traces de coagulations sanguines de vieille date, sous forme d'un réseau fibrineux qui englobe un grand nombre de globules du sang. Ces tractus fibrineux adhèrent intimement à la paroi même du ventricule. Ces dépôts fibrineux ont subi un commencement d'organisation qui les a confondus dans un même tout avec l'endocarde. En effet, sur d'autres points, où la lésion semble parvenue à un stade plus avancé, on voit que le caillot formé à la surface de l'endocarde se confond insensiblement avec la face interne de cette membrane ; l'endocarde, à ce niveau, envoie des prolongements, dans l'épaisseur des tractus fibrineux, de telle sorte qu'il devient impossible de tracer une ligne de démarcation exacte entre la membrane interne du cœur et le caillot.

Si, maintenant, on poursuit la lésion dans la profondeur du myocarde, en partant de l'endocarde, on remarque que de la surface interne de cette membrane se détachent des prolongements qui s'insinuent entre les fibres musculaires, pour les dissocier en quelque sorte, en prenant de préférence les ramifications vasculaires. En ces points, le tissu interstitiel est en voie de prolifération inflammatoire. On y découvre, çà et là, disposées par îlots, des agglomérations de noyaux inflammatoires. De plus, les vaisseaux capillaires sont distendus, gorgés de sang, et présentent de distance en distance des dilatations anévrysmales.

A côté de ces lésions interstitielles du myocarde, accusées surtout dans le voisinage de l'endocarde, on note des altérations de la fibre musculaire, disséminées à travers tout le muscle cardiaque. Ces altérations sont d'autant plus accentuées qu'on s'approche davantage des foyers purulents qu'on découvre déjà à l'œil nu dans l'épaisseur du myocarde. A un premier degré, on observe, sur des dissociations, des noyaux volumineux dans l'épaisseur même des fibres. Ces noyaux ont de 10 à 20 d'épaisseur. Les uns ont une forme arrondie, les autres sont allongés dans le sens du grand axe des fibres, et de leurs deux pôles on voit partir des travées de substance pigmentaire granuleuse, colorée en jaune ou verdâtre par le picro-carmin. Ces travées de substance pigmentaire s'étendent à la périphérie des fibres, en empiétant assez profondément sur leur masse, comme il est facile de s'en assurer sur des coupes transversales des faisceaux.

A un degré plus avancé, à ces altérations de la fibre musculaire viennent s'ajouter la disparition à peu près complète de la striation, la dégénérescence des noyaux eux-mêmes qui sont devenus granuleux, la transformation du myolemme en une masse grenue, autour de laquelle on aperçoit encore, çà et là, quelques noyaux respectés par la dégénérescence, et qui se colorent fortement en rouge par le carmin. Dans le voisinage des petits foyers purulents, outre que des fibres musculaires étaient parvenues à ce degré de dégénérescence, leurs interstices étaient infiltrés de globules de pus, et de semblables globules sous la forme de cellules rondes de 10 à 12μ de diamètre occupaient la masse même des fibres.

Quant à l'abcès du volume d'une noisette, signalé dans la description macroscopique de l'état du cœur, il intéressait à la fois la couche du myocarde sous-jacente à l'endocarde, l'endocarde, la substance des piliers muscullaires s'insérant à ce niveau, et le caillot fibrineux déposé à la surface de l'endocarde et des piliers. La paroi du cœur, en somme, était constituée de la façon suivante en procédant de dedans en dehors : un caillot fibrineux, de vieille date, organisé et se confondant avec l'endocarde par l'intermédiaire des prolongements que lui envoyait cette membrane, l'endocarde qui a bourgeonné à la fois dans l'epaisseur du dépôt superficiel et dans l'épaisseur du myocarde ; le myocarde au sein duquel on trouve simultanément les altérations susdites de la fibre musculaire, et, en certains points seulement, les traces d'une inflammation interstitielle.

La portion de l'endocarde qui enveloppe les piliers de deuxième et de troisième ordre englobés dans le dépôt fibrineux superficiel est également en voie de prolifération, et les prolongements qui partent de sa face profonde vont s'entrecroiser et s'anastomoser avec ceux qui viennent de la paroi même du ventricule.

Artères et veines. — L'aorte abdominale paraît saine ; à peine trouve-t-on quelques plaques d'athérome à sa surface.

La fémorale est remplie par un caillot particulièrement dur et adhérent au niveau de l'arcade crurale et de l'anneau du troisième adducteur. A la partie moyenne de l'artère, ce caillot n'adhère plus intimement aux parois artérielles dont il se sépare facilement.

Ce caillot s'étend jusque dans l'artère poplitée et même jusque dans le tronc tibio-péronier, en présentant au niveau de l'anneau du soléaire un nouveau point dur et très adhérent. A la partie moyenne de la poplitée, ce caillot est très grêle et très effilé.

A la coupe, au niveau des autres coagulations, on trouve un caillot dur, compacte, adhérent aux parois des vaisseaux, caillot très cruorique. A l'examen microscopique on voit un réticulum fibrineux englobant un très grand nombre de globules rouges.

La paroi de l'artère fémorale est épaissie et la tunique interne du vaisseau plus particulièrement hypertrophiée présente une épaisseur de 10 à 30 μ. Dans l'artère poplitée, épaississement encore plus considérable de la tunique interne sans trace d'athérome.

Les deux veines fémorale et poplitée sont remplies par un caillot également, développé de préférence au niveau des trois points précédemment indiqués.

La tunique interne de ces vaisseaux adhère aux caillots formés dans leur intérieur. Cette tunique est légèrement épaissie, surtout au niveau des valvules qui sont devenues beaucoup plus épaisses autant dans leur bord libre que dans leur bord adhérent.

Dans les deux saphènes interne et externe, on trouve les mêmes lésions; mais le caillot paraît moins adhérent et de formation plus récente.

Les artères de la jambe dans lesquelles il n'existait point de caillots ont été examinées et ont présenté à un très haut degré les altérations de l'endartérite oblitérante.

Les différentes coupes de ces vaisseaux étaient plus larges sur la préparation qu'à l'état normal, mais la tunique interne était celle dont l'épaisseur avait le plus augmenté. Présentant sur la première et la tibiale antérieure près d'un millimètre d'épaisseur, au moins en certains points, elle atteignait sur la tibiale postérieure une épaisseur plus considérable encore.

Cet épaississement n'est plus constitué par de la bouillie athéromateuse, car c'est à peine si l'on peut découvrir dans la tibiale postérieure une très mince plaque de cette dégénérescence spéciale; mais cet épaississement résulte uniquement, aussi bien dans les grosses artères que dans les petites, d'une prolifération des cellules ramifiées de la tunique de Bichat.

On trouve de plus, dans cette tunique, des vaisseaux de nouvelle formation peu abondants, il est vrai, mais très nets et très évidents. Sur quelques points la tunique moyenne est frappée de dégénérescence dans ses éléments musculaires, accompagnée d'îlots d'infiltration de cellules embryonnaires.

Dans la tibiale postérieure on trouve, au niveau de la plaque d'athérome précédemment signalée, des îlots jaunâtres dans l'épaisseur de la tunique moyenne. Ces îlots placés au milieu des fibres musculaires paraissent contenir quelques globules de sang, ce qui permet de supposer qu'ils représentent des vaisseaux de nouvelle formation dégénérés, qui traversaient la tunique moyenne pour pénétrer dans la tunique interne.

En résumé, on trouve sur le réservoir sanguin dans tous les points examinés une prolifération active des éléments de la tunique de Bichat, dans les artères comme dans les veines, mais beaucoup plus marquée dans les premières.

Cette prolifération a dû avoir pour effet de ralentir le cours du sang par suite du rétrécissement du calibre, et ce ralentissement joint à la modification du sang sous l'influence de l'anémie, à l'inflammation de la paroi vasculaire, a dû amener des coagulations dans les points les plus favorables; d'où thrombose bien évidemment primitive dans le ventricule, thrombose également primitive dans les veines, et thrombose probablement secondaire dans les artères, bien que la marche clinique puisse justifier jusqu'à un certain point une origine embolique; mais il faut remarquer que dans les artères le caillot était dur, adhérent aux points précédemment signalés ; qu'à la coupe ce caillot présentait dans quelques points principalement au niveau de l'arcade crurale une disposition assez nette des couches concentriques et, que par conséquent, au point de vue anatomique il ressemble plutôt à un caillot de thrombose qu'à un caillot d'embolie.

La sclérose artérielle n'était pas seulement limitée au membre frappé de phlegmatia, mais elle était bien certainement généralisée ; car les artères rénales présentaient également des bourgeons d'endartérite tant dans l'intérieur du rein que dans le point où elles sortent de l'aorte.

De même dans l'artère hépatique.

Foie et rein. — Lésions ordinaires de la néphrite interstitielle dans le rein ; mais il paraissait y avoir eu dans la période terminale une poussée de néphrite aiguë, car les glomérules sont remplis de granulations, les tubes contournés et les tubes droits sont entourés d'une quantité considérable de noyaux.

L'épithélium est également malade.

Foie cardiaque à sa période primitive : élargissement des capillaires au centre des lobules; aplatissement des cellules, agrandissement des espaces portes, dégénérescence graisseuse des cellules à la périphérie des lobules autour des espaces de Kiernan.

III.

ÉTIOLOGIE ET PATHOGÉNIE.

La myocardite se rencontre dans des cas de péricardite et d'endocardite, résultant de l'extension de l'inflammation superficielle à la substance charnue du cœur. Dans ces conditions, elle n'a qu'une importance tout à fait secondaire pour le clinicien, à moins que, chose rare, le processus myocardique n'aboutisse à la suppuration circonscrite, à la formation d'un abcès dans la paroi du cœur. Dans l'observation que nous venons de relater, la collection purulente trouvée dans la paroi antérieure du ventricule gauche paraissait avoir une telle origine (extension de la lésion endocardique).

La myocardite interstitielle diffuse, caractérisée par une prolifération du tissu conjonctif inter-fasciculaire avec tendance à l'atrophie de la substance contractile, a été observée par Leyden en dehors de toute altération concomitante du péricarde et de l'endocarde dans trois cas de diphtérie. On sait que la diphthérie se complique souvent de troubles fonctionnels du cœur et que la paralysie de cet organe est une cause de mort assez fréquente dans la période de convalescence. La myocardite est-elle, en pareil cas, le résultat de l'immigration des microbes dans le myocarde ? La chose est encore à démontrer.

Des accidents de même genre s'observent dans le cours d'autres maladies infectieuses, de la fièvre typhoïde en particulier, où l'on a signalé, du côté du cœur, des altérations parenchymateuses, c'est-à-dire intéressant d'une façon prédominante ou exclusive les éléments contractiles du myocarde, les fibres musculaires. Toutefois, dans l'observation de M. Chantemesse relative à un dothiénentérique qui succomba à la paralysie cardiaque, nous avons relevé la coexistence des altérations interstitielles et parenchymateuses qui marquent le premier stade de l'inflammation, c'est-à-dire une prolifération des noyaux dans les interstices des fibres musculaires et dans leur épaisseur.

L'alcoolisme, le saturnisme professionnel ont été également incriminés dans l'étiologie de cette forme de myocardite.

La syphilis donne naissance à des productions gommeuses dans l'épaisseur du myocarde. Dittrich, Lancereaux, Virchow ont soutenu, avec faits à l'appui, qu'il existe en outre une myocardite syphilitique interstitielle qui ne diffère pas, quant à ses caractères histologiques, de la myocardite interstitielle vulgaire. A ce sujet, M. Parrot (1) a fait observer que si « en pareils cas il est permis de supposer que la syphilis est, si l'on peut ainsi dire, l'instigatrice du mal, il est impossible de l'affirmer par manque de caractères pathognomoniques de ces lésions. »

Le myocarde peut être envahi par la suppuration sous forme d'abcès métastatiques dans les affections qui s'accompagnent d'une véritable diathèse purulente : ainsi, dans la pyhemie, dans l'infection puerpérale. à la période de suppuration de la variole, dans la morve, etc.

Des abcès miliaires peuvent se former au centre de

(1) Parrot. Art. Cardite, du Dictionnaire encyclopédique des sciences médicales, 1re série, t. XII, p. 467.

petites embolies formées par des trombus détachés des veines pulmonaires et projetés du cœur gauche dans les artères coronaires.

Restent les cas où à défaut de toute cause appréciable, on a été obligé de faire de la myocardite aiguë une affection primitive. Il en a été ainsi dans cinq des observations que renferme ce travail. On a compris toutefois que cette manière de qualifier la myocardite masquait tout simplément notre ignorance touchant l'étiologie de cette affection encore si mal connue et on s'est préoccupé de retrouver dans les antécédents des malades ou dans diverses circonstances de leur état pathologique, de quoi expliquer le développement de la myocardite.

On a dit, par exemple, que l'inflammation primitive du myocarde reconnaissait pour causes occasionnelles des efforts musculaires énergiques, le corps étant mouillé (Friedreich); un choc, un coup, une chute sur le cœur, l'effort nécessité par l'action de soulever un lourd fardeau (Demme) et on n'a pas manqué de rappeler à ce propos que déjà dans les livres galéniques il est fait mention du *carditis* comme d'une maladie fréquente chez les gladiateurs. Mais où sont les preuves positives d'une telle étiologie? On les cherche en vain. Dans ces dernières années on s'est beaucoup occupé du retentissement que la répétition fréquente de l'effort musculaire peut avoir sur le cœur (*cœur forcé*); personne n'a soutenu et encore beaucoup moins démontré que semblable cause entraînait la myocardite. Ce qui n'est pas douteux, c'est que chez un individu dont le myocarde est profondément altéré par la présence d'un foyer de suppuration ou de ramollissement dans son épaisseur, un effort violent ne puisse occasionner une rupture du cœur par cela seul qu'il entraîne une élévation de la pression dans le système artériel, ce qui impose au muscle cardiaque un surcroît de travail.

Un point qui n'a pas été soulevé jusqu'à ce jour, dans les traités classiques et dans les monographies consacrées à la myocardite, est relatif aux rapports étiologiques de cette affection avec les lésions de la membrane interne des vaisseaux. Dans l'observation de M. Féréol, rapportée plus haut, la myocardite suppurée s'était développée en dehors des circonstances pathologiques qui lui donnent habituellement naissance. Mais, à côté des lésions du myocarde, on trouve les traces manifestes d'une *aortite aiguë* avec *athérome généralisé*. M. Féreol, en esprit judicieux, a bien saisi le rôle qui pouvait être attribué à ces lésions vasculaires dans la pathogénie de la myocardite. « Il paraît certain, dit-il dans les réflexions que lui suggère l'histoire de son malade, que l'athérome artériel a été ici la lésion initiale. L'aortite aiguë en est la conséquence ; et il semble que c'est sous l'influence du développement de cette aortite, et par un processus analogue, que la cardite a pris naissance. On n'a constaté aucune lésion athéromateuse aux artères coronaires, aucune trace d'embolies ni de thromboses dans les artères nourricières du cœur. Il faut donc se borner à invoquer ici « comme explication du processus morbide, l'analogie des tissus et croire que la cardite s'est développée, dans ce cas, de la même façon que l'aortite. »

Cette coexistence de la myocardite avec l'athérome artériel, nous la trouvons signalée dans d'autres observations parmi lesquelles nous citerons le fait relaté par Friedreich dans son Traité des maladies du cœur, et qui offre de l'intérêt à plus d'un titre (1).

(1) Friedreich. Traité des maladies du cœur, traduit de l'allemand, par MM. Lordet et Doyon. Paris, 1873, p. 252.

Observation VII

Myocardite avec abcès du cœur. Athérome de l'aorte.

Il s'agit de l'illustre historien-professeur Kortüm, vieillard de 71 ans, bien portant d'ailleurs, vigoureux, qui, environ six jours avant sa mort, se plaignait d'abord d'une sensation de constriction modérée à la poitrine et de serrements dans la région du cœur, de sorte qu'il croyait lui-même « qu'il devait avoir quelque chose au cœur. »

Cela n'empêcha pourtant pas le malade d'aller le soir, comme d'habitude, en société, et de boire un verre de bière.

Le 2 juin 1858, au matin, pendant son cours et alors qu'il parlait avec une grande animation de l'oracle de Delphes, il fut pris d'une violente attaque de constriction à la poitrine de sorte qu'il se vit obligé, sinon de cesser son cours, au moins de parler à voix basse. Lorsqu'il fut de retour chez lui, la dyspnée augmenta tellement qu'il crut étouffer. Pâleur du visage, extrémités froides, pas de douleurs à la région du cœur. L'attaque passa bientôt; il persista pourtant encore un certain degré de gêne dans la respiration. Lorsque je fus appelé, le 7 juin, à prendre part au traitement, je trouvai au cœur un bruit de souffle systolique, rude et prolongé, si fort qu'il couvrait les sons normaux. La percussion ne dénotait pas d'augmentation de volume du cœur. Le choc et le pouls radial étaient petits et faibles. Pâleur de la face, lèvres livides; grande anxiété et jactitation; le corps était froid et couvert d'une sueur gluante; grand besoin de respirer et constriction précordiale. Soif ardente, pas d'appétit, constipation. Prescription : Synapismes aux mollets, lavement vinaigré, vin, esprit de sel ammoniac cuivré. Dans le courant du jour, décroissement de tous les symptômes; la dyspnée fut un peu diminuée après une selle. Faiblesse et refroidissement croissants; lividité progressive; pouls presque insensible, fortement accéléré. Le 4 juin, au matin, à 4 heures, le malade mourut; ces phénomènes avaient augmenté et la dyspnée s'était accrue. Le sensorium était resté intact jusqu'à la fin.

L'autopsie montra le cœur un peu dilaté et affaissé, surtout dans le ventricule gauche. A la face antérieure de ce dernier, au voisinage de l'insertion du septum, il existait un point particulièrement mince, mou et flexible, environ de la dimension d'une pièce de 1 franc, et dont le péricarde, soit en ce point, soit dans le voisinage, était recouvert d'une couche pseudo-membraneuse récente et parsemé d'ecchymoses plus ou moins larges. A l'ouverture du cœur, on voit, dans le septum ventriculaire, tout près de l'insertion antérieure, une cavité plus grosse qu'un œuf de pigeon, à bords déchirés et à parois fragmentées et ramollies; à travers la cavité passent encore des trabécules vasculaires. Celles-ci communiquent avec le ventricule gauche par un trou irrégulier d'au moins 1 centimètre de long et de trois quarts de centimètre de large; dans la profondeur de la cavité, on arrive par une ouverture dans le carré de l'artère de pulmonaire, de sorte que les deux ventricules communiquent ainsi. La substance musculaire au pourtour du foyer, aussi bien dans le septum que dans la paroi antérieure du ventricule gauche, est d'une consistance moindre, d'un aspect gris-rougeâtre et parsemée de nombreuses ecchymoses. La cavité de l'abcès csrrespond en partie à la place décrite plus haut et déjà visible à l'extrémité du cœur. Valvules normales. *Athérome très avancée de l'aorte.* Sur les plèvres des deux poumons, plusieurs ecchymoses plus ou moins grandes (embolies capillaires?) Hyperémie des poumons, normaux du reste. Pachyméningite chronique hémorrhagique sur la face interne de la dure-mère; substance cérébrale richement vascularisée.

Les phénomènes de contriction et d'angine des premiers jours de l'indisposition doivent être rapportés à la myocardite commençante. Probablement l'attaque violente qui frappa le malade pendant son cours dénota le moment de la rupture. Le fort bruit de souffle au cœur s'explique bien par l'inégalité de siège de l'abcès ouvert.

Dans la seconde observation de M. Rigal, la myocardite interstitielle hypertrophique coexistait avec une aortite chronique; mais l'auteur refuse de voir une connexité entre ces deux lésions, contrairement à l'opinion que nous soutenons ici.

Dans l'observation inédite de M. Raymond, nous trouvons, à côté d'un abcès du cœur, une altération de la paroi interne des vaisseaux intéressant dans une grande étendue l'appareil vasculaire. Cette altération est l'endartérite proliférante, qui présente des relations très étroites avec l'athérome artériel, et qui aboutit aux mêmes conséquences que celui-ci, au point de vue des conditions mécaniques dans lesquelles se trouve placée la circulation du sang. Dans l'un et l'autre cas, les vaisseaux pâtissent dans leur élasticité et leur contractilité ; ils deviennent moins aptes à soulager le cœur dans son rôle d'agent propulseur du sang.

Or, cette condition spéciale, la résistance exagérée au cours du sang chassé du cœur dans les vaisseaux, nous la retrouvons dans l'observation de M. Déjerine. Dans la relation de ce fait, il est dit explicitement que la malade était atteinte depuis assez longtemps d'une chloro-anémie intense, et que « son système artériel présentait le rétrécissement que Virchow a signalé dans cette affection. »

Mais ce surcroît de travail imposé au cœur par quelque obstacle à la progression du sang dans les vaisseaux peut-il nous donner une explication suffisante du développement de la myocardite ? Assurément non. Car s'il en était ainsi, on devrait retrouver la myocardite dans tous les cas où le cœur est obligé de fournir un travail au-dessus de sa tâche physiologique, par exemple dans les cas de lésions valvulaires ou d'orifices. Or, en pareilles circonstances, c'est l'hypertrophie compensatrice avec ou sans dilatation que nous observons. Le cœur attire dans sa masse une plus grande quantité de sang et de matériaux nutritifs, parce qu'il travaille davantage ; sa nutrition s'élève au-dessus du taux physiologique ; les fibres musculaires gagnent en masse, peut-être même en nombre ; le tissu conjonctif interstitiel, qui abrite les vaisseaux destinés au myocarde, se développe en proportion. Mais tout cela n'est point de l'inflammation, c'est de l'hypersarcose ; et lorsqu'à une phase plus avancée qui correspond en clinique à la période d'asystolie, le muscle cardiaque a subi la dégénérescence graisseuse, ce n'est pas encore là, du moins pour la grande majorité des histologistes, une lésion inflammatoire ; à l'*hypertrophie* a succédé l'*hypotrophie* et il faudrait singulièrement étendre le cadre de l'inflammation, si l'on voulait y faire entrer les dégénérescences développées sous l'influence de n'importe quel trouble nutritif. Il faut donc quelque chose de plus que les résistances anormales au cours du sang, pour rendre compte du développement de la myocardite dans les circonstances visées plus haut. Faut-il, dans les cas où la myocardite se complique d'athérome artériel, invoquer l'analogie des tissus lésés, comme M. Féréol inclinait à le faire, et croire que les mêmes influences président au développement de la cardite et de l'athérome? Cette opinion est très acceptable, mais pour lui donner corps, il faudrait que l'examen d'un certain nombre de cœurs, chez des sujets athéromateux, vînt démontrer la coexistence habituelle de la myocardite en pareils cas. Il ne faut pas oublier, d'ailleurs, que les foyers de myocardite, non suppurée, sont facilement méconnus à un examen superficiel du cœur.

M. Déjerine, de son côté, est disposé à mettre sur le compte de l'anémie la myocardite interstitielle observée chez sa malade. « L'altération du myocarde, dit-il, est plus fréquente dans l'anémie qu'on ne le croit généralement. » On ne peut que souscrire à cette réflexion, lorsqu'on parcourt les observations d'anémie grave qui, dans les dernières années, ont été publiées en nombre assez considérable, sous la dénomination *d'anémie pernicieuse progressive.*

Dans la plupart de ces faits, on trouve mentionnées des altérations du myocarde, mais des altérations parenchymateuses : la dégénérescence graisseuse des fibres musculaires. Or, M. Déjerine nous paraît avoir commis de parti pris une confusion regrettable, lorsqu'il affirme que les souffles a la pointe, qu'il n'est pas rare de rencontrer chez les anémiques « relèvent tantôt d'altérations parenchymateuses du muscle cardiaque, d'ordre généralement curable, tantôt, et alors le pronostic est autrement sérieux, ils ne sont que la conséquence d'une myocardite interstitielle plus ou moins avancée. » Sans rechercher jusqu'à quel point ces altérations parenchymateuses sont curables, nous ferons simplement observer que le fait d'une myocardite interstitielle, relaté par M. Dejerine, étant unique dans son espèce, la prétention de rattacher l'inflammation du myocarde à l'anémie est, pour le moins, prématurée. Dans l'état de la question, il est plus sage, croyons-nous, de s'en rapporter à l'aphorisme *testis unus, testis nullus*, et de ne voir dans la coexistence de l'anémie grave et de la myocardite qu'une simple coïncidence.

Dans l'observation de M. Raymond, l'enchaînement des phénomènes morbides est plus facile à établir. Nous nous trouvons là en présence d'un homme frappé de cachexie saturnine et atteint, en outre, de la forme de néphrite chronique qui est une complication assez fréquente de l'intoxication chronique par le plomb. Cette intoxication s'est révélée du côté des vaisseaux, par des altérations qui ont été décrites en détail, et qui sont celles de l'endartérite végétante. Or, loin d'incriminer l'anémie grave, constatée chez cet homme, dans la pathogénie des lésions vasculaires, M. Raymond a pensé que celles-ci avaient contribué à aggraver la cachexie. Mais un point sur lequel il a cru devoir insister d'une façon particulière, c'est que ces mêmes lésions, considérées dans les vaisseaux de moindre calibre, sont propres à expliquer les hémorrhagies rétiniennes et autres qu'on a signalées comme ayant une grande signification diagnostique dans les cas d'anémie dite pernicieuse. L'observation de M. Raymond démontre que ces lésions et les hémorrhagies qui en dépendent peuvent se rencontrer dans des circonstances pathologiques qu'on ne saurait rattacher à une anémie *primitive, essentielle.*

Quant à la lésion du myocarde, elle avait évidemment son point de départ dans une altération de l'endocarde, de même nature que l'endartérite. Cette altération de l'endocarde se poursuivait dans la substance charnue du cœur, sous forme d'une inflammation interstitielle qui, en certains points, avait abouti à la suppuration en foyers, entre autres à un abcès du volume d'une noisette.

Nous ferons remarquer en terminant que chez le malade de M. Raymond, il y avait, pour expliquer l'ensemble des lésions, une influence morbide très précise, l'intoxication saturnine. Chez le premier des deux malades de M. Rigal, nous avons affaire aux lésions tardives de l'alcoolisme. Chez le malade de M. Féréol on pouvait, à la rigueur, faire intervenir une influence éloignée du même ordre, l'impaludisme. Quant à la malade de M. Déjerine, elle était cuisinière et, par le fait de sa profession, exposée à une double influence toxique, à l'intoxication lente par l'oxyde de carbone et à l'alcoolisme.

CONCLUSIONS.

1° La myocardite interstitielle peut réaliser les diverses modalités histologiques qui correspondent aux différents stades de l'inflammation du tissu conjonctif, comme le démontrent les observations réunies dans ce travail :

(a) Elle peut se réduire à une infiltration de noyaux, immigrés ou proliférés, dans le tissu conjonctif interfasciculaire, avec ou sans altérations concomittantes de la fibre musculaire. (Obs. I.)

(b) Elle peut se présenter sous la forme d'une hyperplasie du tissu interstitiel, sclérose condensante, et alors la myocardite aboutit à l'hypertrophie apparente du cœur. bien distincte de l'hyperdrophie vraie que M. G. Sée qualifié si judicieusement d'hypersarcose et qui réside dans une hyperplasie de la fibre musculaire. — *Myocardite scléreuse hypertrophique*. (Obs. II.)

(c) Elle peut se montrer sous la forme de l'hyperplasie avec tendance à la rétraction du tissu hyperplasié et atrophie consécutive de la fibre musculaire. (Obs. III et IV.)

(d) L'inflammation du tissu conjonctif interstitiel peut aboutir à la suppuration et celle-ci envahir le myocarde dans la plus grande partie de sa masse sous la forme diffuse, ou donner lieu à des foyers purulents circonscrits (Obs. V et VI). En ce cas les fibres musculaires sont toujours altérées dans le processus inflammatoire.

2° Les différentes formes de la myocardite interstitielle peuvent se développer sous l'influence de causes bien définies, telles que certaines maladies infectieuses (diphthérie, pyhémie, syphilis, etc), certaines intoxications (alcoolisme saturnisme, impaludisme)

Dautre fois elle paraissent se développer en dehors de toute cause *extérieure* appréciable (myocardite primitive); mais nous avons fait voir que dans les faits de ce genre, la myocardite, quels que soient d'ailleurs ses caractères histologiques, coincïde habituellement avec certaines lésions de la paroi interne des vaisseaux artériels (endartérite, athérome).

3º Il est difficile, dans l'état actuel des choses, de se prononcer sur les rapports pathogéniques des lésions vasculaires et de la myocardite.

Peut-être l'inflammation du myocarde est-elle due, en pareil cas, à l'action combinée de deux influences morbides, l'accroissement des résistances au cours du sang engendré par les altérations vasculaires, joint à une altération profonde de ce liquide. Ce qui n'est pas douteux c'est que l'intervention isolée d'une de ces influences étiologiques, résistance au cours du sang dans les vaisseaux (athérome) ou anémie ne saurait rendre compte du développement de a myocardite.

Paris. — Typographie de A. Parent, A. Davy, successeur. rue Monsieur-le-Prince. 29-31.

www.ingramcontent.com/pod-product-compliance
Ingram Content Group UK Ltd.
Pitfield, Milton Keynes, MK11 3LW, UK
UKHW020434180726
13839UKWH00003B/1487